知らなければ**損をする**！
翻訳者が**ガッチリ教える**！

英語医学論文の書き方がわかる本

著者
飯田 宗一郎

金芳堂

はじめに—英語論文の作り方について

　この本は、英語で論文を書くことを考えると気が重くなる研究者の先生や論文指導になやんでいる先生のために書きました。そして、すでに英語での論文を多数発表されている先生にも、今までの方法の確認や、見落としていた点の強化に役立つ内容になっています。

　英語での医学論文の書き方についてはすでに多くの本があり、インターネット上にも多くの情報が公開されています。また、お金はかかりますが、翻訳や英文校正など論文作成を手助けしてくれるサービスもたくさんあります。

　つまり、英語の論文を作成するために必要な情報やサービスはかつてないほど大量に出回っています。では、新たに英語医学論文を発表しようという先生にとって、発表のハードルが下がっているでしょうか？　あまりそうは感じない、という方が多いでしょう。

　ちょうど、ユニクロやZARAなどで非常に幅広いタイプの服が安価に買えるようになり、ファッション雑誌はちまたにあふれているけれど、道行く日本人の平均ファッションレベルがそこまで上がったとは感じられないのに似ています。

　つまり、必要な情報と手段はすでに存在しているのに使い方の説明が少ない、というのが英語医学論文作成に関する日本の現状だろう、と考えます。

　そこで、この本では、英語論文を作成するという作業にはどのような要素が

存在し、どうすればそれらをこなすことができるかという技術を解説しました。

なるほど、こうすればよかったのか、と思っていただける点があればさいわいです。

特に英語が苦手な方へのメッセージ

ピーター・ドラッカーの（正確にはその恩師の）言葉で「あなたは何をもって覚えられたいか」という問いがあります。「すぐれた成果を残した医師」として覚えられたいでしょうか。それとも「上手な英語で論文を書いた医師」ですか。

すぐれた成果を残す医師になるだけでも大きな努力が必要です。英語論文作成に投入するエネルギーとそれによるリターンを考えて、できるだけプラスが大きくなるよう、一番効率のよい方法を考えるのは重要なことです。

みなさんが英語論文を最も効率よく作成できるよう、さまざまな方法と選択肢について書かせていただきました。一読いただければ、役立つ情報を必ず見つけていただけるでしょう。

英語が苦にならない方へのメッセージ

もし、あなたが英語で論文を書くのが楽しみであったり、自力で書き上げることに大きな喜びを感じるなら、この本を作業工程全体の見直しに役立ててください。

また、実務翻訳者が使っている「テクニック」も多数収録していますので、それらの中にはきっと知って得をしたと思っていただける技があるでしょう。一度知ってしまえばそれまでという小技も多いですが、知ると知らないでは大違いなのは使えば実感していただけると思います。

役に立つ情報を見つけていただければさいわいです。

本書の構成

　英語で医学論文を作成するのに必要な知識、技能について、まず全体を解説したあと、続く各章で詳細を説明していきます。全体の内容は、幅広い分野にまたがっています。自動車の免許取得に例えると、道路交通法の説明もあれば、車庫入れのテクニックみたいなものまでカバーしています。さらに「赤は止まれ、青は進め」に相当するような英語に関してのごく基本的な情報も入れてあります。

　論文とは何かという大きな話から、実戦で役立つテクニックまで幅広く網羅していますので、興味のあるところから読み進めてください。

Google 検索について

　文中で、Google で情報を検索してくださいという記載を何カ所かでしていますが、その場合、検索するキーワードを枠で囲んだ文字で表記しています。

　例えば、 医学論文作成 と書いてあれば、Google で「医学論文作成」をキーワードに検索してください、ということです。また、本文中に記載の検索ヒット件数は原稿作成時点のものです。検索結果は日々変わりますので、実際に試されたときに結果が異なる場合があることをご了承ください。

　Google の検索ヒット件数は以下のとおり表示されます。この例は ヒット件数 で検索した場合に、3,580,000 件のヒットがあったということです。

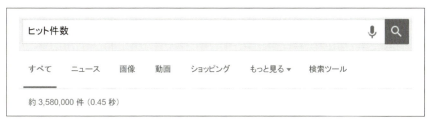

＊Google および Google ロゴは Google Inc. の登録商標であり、同社の許可を得て使用しています。

なお、Google 検索のヒット件数はそれほど当てにならないので、使用頻度の比較に使ってはだめなのではないか？　という議論もあるのですが、著者が使っている範囲ではヒット件数がおかしいことが原因で大きな間違いをしたことはありません。ただ、実際に、数千件ヒットと出ているのに検索されたサイトを実際に上から見て行くと数十件で終わりになる、ということがありますので、若干の注意が必要です。

用語の説明

Word：　ワープロソフトのマイクロソフトワードのことは、「Word」と記載しています。

査読者：　論文を投稿すると、その雑誌の編集者は、その論文の内容を専門としている医師や研究者に審査を依頼します。その審査のことを査読（Review）、査読を頼まれる専門家のことを査読者（Reviewer）と呼びます。

英文校正：書かれた英文が、文法的に正しいかどうかを確認することを英文校正と呼びます。英文校正を外注する場合、さまざまな種類のサービスがありますが、通常の英文校正は、日本語でいえば不適切な単語の使い方や「てにをは」を修正する、という程度の内容です。
　　　　　英語を母語にしているネイティブが行うことが多いです。また、本書の中では、ネイティブチェックもほぼ同じ意味で使用しています。

本書で扱っている「論文」について

　医学雑誌に掲載される記事の種類はいろいろありますが、本書では、いわゆる原著論文（Original article）について説明しています。

　論文に掲載される記事は、原著論文の他に、編集者への手紙（Letter to editors）、総説（Review article）、症例報告（Case report）などがあります。おおまかに言うと、「編集者への手紙」は、主に掲載された論文への読者の意

見、「総説」はある研究領域の全体的な状況の説明、「症例報告」は個別の症例に関する報告です。

目　次

❶ 論文の存在意義と論文の構成について ……………………… 1
1-1　論文の存在意義をまず理解しましょう ………………………… 1
1-2　論文作成の要素について知っておくべき理由 ……………… 10
1-3　英語論文作成の上達方法について考えましょう …………… 18
1-4　論文を読むことについて ………………………………………… 24

❷ 論文の書き方のルール …………………………………………… 25
2-1　論文の各パートに書くべき内容について …………………… 25
2-2　投稿規定について ………………………………………………… 36
2-3　論文の文章の書き方 ……………………………………………… 42
2-4　見直しをすることで論文が完成します ……………………… 51
2-5　文献整理について ………………………………………………… 53
2-6　盗用・剽窃（ひょうせつ）について ………………………… 55
2-7　日本語で論文が書けた後で―翻訳会社への依頼の仕方 …… 57

❸ 論文英語の書き方―基本編 …………………………………… 74
3-1　自分で英語を書く場合に最低目指すべきゴールについて … 74
3-2　基本的な英文法が分かれば、論文を作成できます ………… 75
3-3　論文の英語に関する基本 ………………………………………… 77
3-4　英文を書き終わって、英文校正前にチェックすること …… 78
3-5　英文校正会社への依頼方法 ……………………………………… 81
3-6　英文校正後の確認事項 …………………………………………… 93
3-7　英文校正後の内容の変更について ……………………………… 95

❹ 論文英語の書き方―実践編 ……………………………… 97
- 4-1 英文ライティングについて ……………………………… 97
- 4-2 読みやすい英文を書くための原則 ……………………… 97
- 4-3 英語論文ライティングの学習方法について …………… 101

❺ 英語のスタイルに関するルール ………………………… 103
- 5-1 スタイルとは何か ………………………………………… 103
- 5-2 単位やカッコと、その前後のスペースの関係 ………… 104
- 5-3 コロン、セミコロンについて …………………………… 107
- 5-4 略号の使い方 ……………………………………………… 108
- 5-5 アメリカ英語とイギリス英語について ………………… 110
- 5-6 全角文字問題 ……………………………………………… 110
- 5-7 図で使う英語表現など …………………………………… 112

❻ 投稿からアクセプト（またはリジェクト）までの流れ …… 114

❼ 翻訳者のテクニック集 …………………………………… 120
- 7-1 単語帳、例文集を作る …………………………………… 120
- 7-2 スペルチェックは必ず行う ……………………………… 124
- 7-3 Google で用語、用例を調べる ………………………… 127
- 7-4 英語辞書、翻訳のウェブサービスについて …………… 135
- 7-5 記録をとる ………………………………………………… 138
- 7-6 実際の翻訳作業 …………………………………………… 139
- 7-7 Word の便利な機能 ……………………………………… 142

❽ おすすめする参考図書 …………………………………… 150

Column

① 医師が論文を書くのは難しい？ ……………………………………… 6
② 論文を発表することの意義について ………………………………… 7
③ さらに、「英語で」論文を書く意義について ……………………… 9
④ 同窓会にて ……………………………………………………………… 15
⑤ 実際に構造を意識しながら一度論文を読んでみましょう ………… 16
⑥ ルール・マナーを守ることについて ………………………………… 17
⑦ 英語論文翻訳の力をつけた私の方法 ………………………………… 22
⑧ 論文を臨床で使うということ─NEJM 編集長の話 ………………… 23
⑨ 統計処理について ……………………………………………………… 32
⑩ IMRAD─形式のすばらしさ ………………………………………… 35
⑪ 「主語と述語の対応関係がおかしい」日本語の翻訳について ……… 46
⑫ 海外進出について ……………………………………………………… 50
⑬ 時間がたって見直した体験談 ………………………………………… 53
⑭ 英語の名作教科書について …………………………………………… 54
⑮ そもそも英訳を翻訳会社にたのんでいいのか？ …………………… 72
⑯ スタイルを守るのにどのくらいエネルギーを使うべきか ………… 81
⑰ 英語に自信が無い場合の校正の依頼について ……………………… 89
⑱ 英語の正解について …………………………………………………… 91
⑲ 数字の書き方について ………………………………………………… 92
⑳ 英文校正でたくさん修正された英語は下手か？ …………………… 96
㉑ スペースの間違いについて …………………………………………… 107
㉒ 研究の不正について …………………………………………………… 119
㉓ ファイルやフォルダの管理について ………………………………… 122
㉔ Dropbox などのオンラインストレージサービスについて ……… 122
㉕ パソコン操作はなんでも Google に聞いてみよう ………………… 138
㉖ 言語の相性について …………………………………………………… 138
㉗ Word についての雑感 ………………………………………………… 149

① 論文の存在意義と論文の構成について

1-1 論文の存在意義をまず理解しましょう

　本書では、英語論文の作成法について、さまざまなノウハウを含め、包括的に解説しますが、最初に論文とは何かを理解しているとさまざまな場面で迷わずにすみます。

　論文作成にはさまざまなルールがありますが、単にルールを丸暗記して守ろうとするよりも、なぜそういうルールがあるのかルーツを理解していた方が楽ですし、応用がきくものです。

　ではさっそく、学術論文というものがなぜこの世に存在しているか、ですが、それは「人類に新しい知識を伝えるため」です。

　これではちょっと話が大きくて今ひとつイメージが浮かびませんので、医学に限定すると、「医学に関する新しい知見を、医学コミュニティやひろく一般に伝えるため」であり、もうちょっとかみ砕いてしまうと、「病気やからだに関してあらたに分かったことを、医療従事者、医学研究者、さらに一般の人たちに伝えるため」です。

　こう考えると、意義ある論文である（＝アクセプトされる論文である）とされるための重要ポイントは、A「新しい知識であること」とB「伝わること」の2つだということがわかります。それぞれについて詳しく見てみましょう。

A. 論文の内容が「新しい知識であること」とはどういうことか

　論文が、新しい知識を含むかどうかは査読（review）という専門家による審査システムで評価されます。

　そのときに評価されるポイントは、
・「発表する価値のある新しい知識であるか」
・「その新知識が適切に証明されているか」
の２つになります。

　知識は新しければ何でもいいわけではなく、過去の研究で分かっていることを踏まえたうえで、発表する価値があると専門家に認められなければなりません。論文は、Introduction、Materials and Methods、Results、Discussion、Conclusion などのパートから構成されていますが、Introduction や Discussion で発表する価値のある新しい知識を発見したことを説明し、Materials and Methods、Results でその知識が適切に証明されているという根拠をしめすわけです。

　論文を書きはじめるときには、その論文に記載する内容が価値のある新知識であり、その新知識を証明する説得力のある証拠が集まっていればよい、ということになります。

B. 論文の内容が「伝わること」とはどういうことか

　シンプルに説明すると、ほとんどの論文は、「何は、なんだ」という形に要約できますし、その「何は、なんだ」という内容が読者に明確に、かつストレスなく伝わればよい、ということになります。

　「何は、なんだ」というのは、例えば「塩分の過剰摂取は（何は）、高血圧を引き起こす（なんだ）」とか、「高血圧患者を追跡した結果（何は）、脳血管疾患患者が正常血圧の人より多かった（なんだ）」というようなことです。

　これは当たり前のことのように思えるかもしれませんが、実際には「何は、なんだ」という主張が適切に説明できていないことが少なくありません。例え

ば、主張していることが途中でブレているなど、「何は、なんだ」が伝わらない4つのケースを後ほど説明します。

「伝わる」ということについて、上記の「何は、なんだ」というのがはっきりしていることが一番重要です。主張がはっきりしていて、その主張に価値があると認められれば、論文としての書き方が多少未熟でも修正を経てアクセプトまでたどり着く可能性がありますが、何が言いたいかわからなければ、検討もされないことになります。

また、Introduction、Materials and Methods、Results、Discussion、Conclusionから成る論文の構成をIMRADと言いますが、これは、長年の経験から「何は、なんだ」という内容を伝えるのに一番効率がいいとされ、広く使われるようになりました。

論文を発表する際に一番根幹となる「何は、なんだ」という主張の内容については、著者しか決められません。主張については、書く前からはっきりしているケースと、書きながらはっきりしてくるケースがありますが、いずれにしても最終的に、主張が明確に伝わる論文とするのは著者の責任と言えます。

●「何は、なんだ」が伝わらない4つの主要なケース

「何は、なんだ」が読者に伝わらない論文になってしまう4つのケースを説明しておきます。

1．内容がブレている

主張したいことが途中でブレている論文は非常に多いです。学生が初めて書いた論文などむしろ一貫している方がまれなぐらいだ、と大学で教官をしている友人に聞いたことすらあります。

大きくブレているケースでは、TitleやIntroductionで研究すると言ってい

ることと、Discussion や Conclusion に書いてある内容が異なる場合があります。細かい部分では、例えば Methods で測定すると書いてある項目と、Results で測定結果として出ている項目が一致していない場合などがあります。そういう食い違いがあると、読者は著者の意図が分からなくなり、混乱します。

２．関係ない情報が入っている
　読者は、その論文に書いてあることは「何は、なんだ」という主張に関係があるという前提で読みますので、関係ない情報が入っていると非常に混乱します。Introduction にはその研究の背景となる情報を記載しますが、「その研究の」背景であることが重要です。その研究に直接関係のない、教科書的な背景情報を論文に入れている方がときどきおられます。

　研究で得られた測定結果でも、その論文の主題とまったく関係ないことは書く必要がありません。例えば、腰の手術で腰痛と膝痛の改善に関するデータを収集したあとで、「腰の手術が**腰痛**改善に効果的かどうか」についての論文を書く場合には、**膝痛**については記載しない方がいいのです。膝痛についての記載があると、論文で何が主張されているかあいまいになり、読者が混乱します。膝痛については別の論文とするか、論文のテーマ自体を腰痛と膝痛の改善とすることです。

３．説明が十分ではない
　「何は、なんだ」という主張をするうえで、説明が十分でないことがあります。
　これは、大きく分けて、「説明が飛躍している」か「必要な検討がされていない」かの、いずれかです。論理が飛躍していれば読者は内容が理解できませんし、検討するべき項目が検討されていなければ、結果に納得することができません。

いずれにしても、読者としてみると、どうしてそうなるか納得できず、主張が伝わらない論文となります。

4．内容が間違っている

これは3の「説明が十分ではない」と似ていますが、3の場合は結論を導くために必要な説明が欠けているのに対して、4は、説明自体が間違っている場合です。不適切な統計手法を使っているなどが典型的なケースです。

1～3までは、専門知識がなくても、この論文は「何は、なんだ」があいまいだなあ、ということが読者に分かります。

最後にもう一度、論文を書く理由と論文を書く上で、重要なことをおさらいすると、以下の2点になります。

- 論文の目的は、新しい知識を伝えること
- 伝えたいこと＝「何は、なんだ」が明確でなければならない

それでは、そのような「新しい知識」を「伝える」論文はどのような構成要素で成り立っているか、次のセクションで見ていきましょう。

column 1
医師が論文を書くのは難しい？

そもそも論文を書くということに関して、医学は他の科学分野よりハードルが高いようです。

これは、学問として医学が難しいとかそういうことではなく、論文を書くということの位置づけが、他の科学分野と比べて医学では多少特殊であるということです。

他の科学分野で論文を書くのは主に大学や研究機関の研究者であり、彼ら／彼女らにとっては「研究成果の発表≒仕事の成果の発表」です。言ってしまえば、論文を書かないと仕事をしたとみてもらえません。そのため研究者は論文の作成に高い優先順位を置きますし、学生を指導するときも論文の書き方＝仕事の仕方を指導します。

一方、医学の場合、多くの研究者は患者さんの治療をしながら研究を行うので、やるべき大事な仕事が患者の診療と研究の二本立てになります。忙しいのは他の科学分野も医学分野も一緒ですが、他の分野の研究者は研究と成果発表である論文書きが主要な業務である、ということがはっきりしているのに対して、医師の場合は大事な仕事が診療と研究の2つあります。

つまり、医師は、どうしても診療にエネルギーをとられるため、論文書きに回すエネルギーが減少してしまいます。つまり、論文を書くことに対するしっかりしたモチベーションが必要であり、かつ意識して論文の書き方を学ばなければ、論文作成の技術習得が手薄になってしまうのです。それだけに、効率よく論文の書き方を学ぶことがとても重要です。

column 2
論文を発表することの意義について

　論文を発表するということの意義について、基本となるのは前述したとおり「新しい知識を伝えること」なのですが、ではなぜ新しい知識を発表しないといけないの？　という話が出てきます。

　長きにわたる医師／医学研究者としてのキャリアのなかで、多くの論文を作成し続けるためには、自分の仕事にどういう意義があるか、掘り下げて考えていくことが必要です。研究生活は山あり谷ありだと思いますが、研究するということへの深い理解は研究をするモチベーションを保つ助けになるでしょう。

　それでは、医学論文の意義について、いくつかあげます。

1. <u>論文が治療の改善につながり、多くの患者さんの QOL が向上することがある</u>
   これは医学論文の効用として、非常に大きな部分です。他の分野の研究者の方はあまり味わえない、医師ならではの論文を書く醍醐味です。例え痛みがとれるのが 1 日早くなるだけの術式変更についての論文でも、年間5,000人が受ける治療だったら年間で5,000日分の人類の苦痛軽減です。これはすごい成果です。
   直接的な治療に結びつかない研究でも、その分野での知識が先にすすんだことがいずれは医療の改善につながっていきます。

2. <u>人類の知識の地平線が広がる</u>
   科学者が論文を発表していくことは、大勢の探検家が未知の大陸の地図を書いていくことに似た部分があります。未知の領域の新しい地図を皆が読める形式にして発表したものが論文である、というのが研究という行為に関する一つの見方だと思います。ここでは、どうしてそんなことをするのか、という問いに対する答えは、ともかく未知の世界を知りたいのだ、ということになります。
   そんなことが役にたつかどうかわからないが、ともかくこの先を見てみたいのだ、ということが人間にはあります。

3. 臨床の知識が深まる
    臨床家の先生で、どの治療法が適切か検証するために論文を書く先生がいらっしゃいます。ある症状なり病気への対処方法について、どうすれば一番いいのかが今ある情報では分からないときに、どうすればいいかを自分で研究するわけです。
    論文を発表するというハードルを設けることで、その症状や病気についてより深く理解することができます。

4. 大学や研究機関で出世できる
    これは、論文を書くことには、1や2のような効用があるので、社会的に評価されるということです。理屈としては、営業部員が営業成績がいいから昇進する、というようなことと同じです。

5. 他の先生との交流のきっかけになる
    論文を発表すれば、より詳しい情報が他の先生から入ってきやすくなります。論文を発表して存在を知らせることで、同じ領域の研究をしている他の先生との情報交換もより簡単になるわけです。

　日々の臨床で、この論文の情報で治療が改善できた、というようなことがあると思います。今度は自分が論文を書くことで、世界にどんなことが起こるかを考えるのも、たまには必要ではないかと思います。

column 3
さらに、「英語で」論文を書く意義について

　最近では英語で論文を書くのが当たり前になっていますので、深く考えずに英語で論文を作成されている方も多いでしょう。それで特に問題ないのですが、「日本人なのになんで英語で書かんとあかんねん」と思う方もいらっしゃると思いますので、なぜ英語で書くべきか、という点について簡単に考えておきます。

　日本人はだいたい1億3千万人います（2015年現在）。東京、大阪など世界屈指の大都市がたくさんありますし人口密度も高いところが多いので、日本人は世の中にたくさんいるなあ、というのが普通の日本人の感覚だと思います。ですが、これは世界人口73億5千万人（国連人口統計の2015年推定値）の2％未満にすぎません。つまり日本語でいくら研究成果を発表しても、その成果で医療が改善される可能性があるのは世界人口の2％未満の人にすぎない、ということになります。

　逆に言えば、英語で発表された論文は世界中で読まれる可能性があります。さらに各分野のトップジャーナルに採用されれば、その分野の専門家はほとんど読むわけです。そうした媒体で発表された論文は、どこかの国の金髪や褐色の肌の医師が日々の診療を改善していく資料として活用されていきます。

　また、日本人研究者でも過去論文のデータの検索は英語でしかやらない場合が増えていくでしょう。あと何十年かたてば、若手研究者は日本語の過去の研究成果について、検索もかけない（＝存在も気がつかない）状況になっていくのではないでしょうか。

　医療を改善するという点に注目した場合、英語で発表した方がずっと大きな効果があるのです。

1-2 論文作成の要素について知っておくべき理由

　英語論文の作成には多くの要素がありますが、それらがどういうものであるか、体系的に教えてくれる情報源がなぜかほとんどありません。しかし、どんな要素があるかを意識しておいた方が、効率的に英語論文作成の技術を身につけられます。

　例えば、自動車を公道で安全に運転するために必要な要素を分解してみると、
・車の運転の技術
・道路交通法の知識
・車の機能や整備に関する知識
・路上で他の車や人がどう動くかといったことなどに関する知識と経験
などが考えられます。ここで、運転技術と道路交通法の知識は、まったく別々に習得する必要があるのは簡単に理解できるでしょう。

　英語論文作成の技術も、それぞれ別々に学ばなければならない複数の要素で成り立っています。ひとつひとつを取り出してみるとそれほど難しくない内容が多いので、自分がどの部分が弱く、強化するべき点はなにか、まず理解すれば、効率よく論文作成力を高めることができます。
　自動車を街中で自然に走らせられるようになるにはある程度の経験が必要なように、論文作成にも身に付けるのにある程度の時間と経験が必要なスキルがあります。一方、バックでの車庫入れのように、やり方を知らなければ難しいが、やり方さえ習えばすぐにできるようになる技術もあります。そうした違いを意識することも技術習得の役に立ちます。

◉ 論文作成のための要素の概略

　英語論文作成の要素を、論文で発表したい内容である新知識を頂点とした、

ピラミッドであらわしてみました。下から上に向かって、より一般的な知識から専門的な知識となるように書いてあります。整理しやすいようにおよその内容でならべたものですので、上下関係などあまり深く考えずに、参考として使ってください。

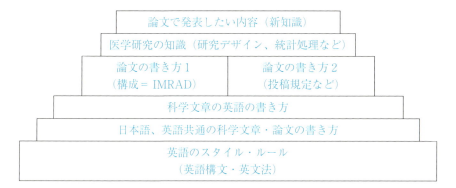

一番下の、「スタイル・ルール」というのは、本書では、日本語で言えば、文の区切りは「。」軽い区切りは「、」を使う、といったことに近い英語の基本的なルールを指しています。数字と単位のあいだは半角スペースを空ける、といったレベルのことです。

本来、スタイルという言葉はもっと広い意味で使われることが多いのですが、この本では説明しやすいように少し限定的な意味でスタイルという言葉を使っています。ご了承ください。

今まで、こうした要素に分けて考えたことが無いと思いますので、最初は飲み込みにくいと思いますが、この分類自体を覚えることには意味はありませんので、いろいろな要素があるんだな、という程度に理解していただければいいと思います。

ドライバーがいきなり路上に出て、運転を実地で練習しようとしたら危なくてしょうがないので、「道路交通法」、「車の動かし方」、「路上での周囲の確認

の仕方」をそれぞれ勉強・練習してから路上に出るのと同じ、学習の目安のための分類だとご理解ください。

　おおざっぱな感じをつかむために、英語論文ではなく新聞の特集記事がピラミッドの頂点だったらこんな感じになるという例をあげておきます。

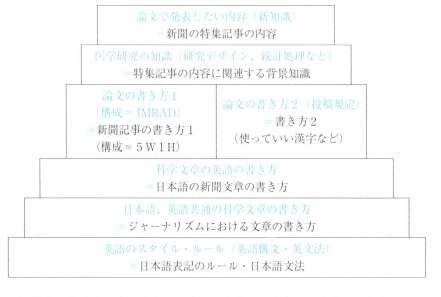

　医学論文作成法の本はたくさん出ていますが、上記の要素をほぼ網羅しているものもあれば、一部を詳しく取り上げているものもありますので、どこについて詳しい本かを意識しておくと学習が早まります。
　全体を網羅した本では、特に外国人が書いたものに内容のすぐれたものがありますが、日本語の翻訳が読みにくい場合があります。
　これらの要素の一部を詳しく取り上げている書籍では、特に、真ん中あたりの「論文の書き方」とか「科学文章の英語の書き方」を詳しく解説する内容の本をよく見ます。
　おすすめの書籍を第8章にあげていますので、参考にしてください。

1 論文の存在意義と論文の構成について

　ピラミッドで示したとおり、英語論文作成のうち、「英語で作成する」というのはほんの一部にすぎません。日本語で論文が作成できれば、翻訳会社に英訳してもらうという選択もあり得ます。個人的には、日本人の医学研究者が書く論文の問題点は、多くの場合英語以外の部分にあると感じています。

◉ 要素の内容説明
　それぞれの要素について、概略を説明しておきます。

論文で発表したい内容（新知識）
- 新しい知識とその知識が正しいという根拠が、その論文で発表したい内容になります。
- 新しい知識の追究方法については、それぞれの専門領域で指導者によって伝えられていくことですので本書では記載しません。ただ、具体的な研究内容を考えると、薬の効果を調べる研究と外科手術の効果を調べる研究では、基本となる考え方が違う場合があります。そのため、論文作成の参考書を読む場合には、その著者の専門領域が自分と同じかどうかについては意識しておきましょう。
- 発表方法についての余談になりますが、同じ内容でも言い方によって読者に与える印象が変わります。簡単な例ですが、「薬剤 A を糖尿病患者に使用した場合の副作用」を論文にするときに、薬剤 A の副作用に焦点を当てるか、糖尿病患者治療での副作用に焦点を当てるかで採用されやすさが変わる場合もあります。同じ内容を発表するにしても、採用されやすい表現の仕方を選びましょう。

医学研究の知識（研究デザイン、統計処理など）
- 専門領域の医学知識とは別に、論文を作成したり読み解いたりする場合には研究デザインや統計処理に関する知識が必要です。
- 例えば、研究デザインには、前向き試験、後ろ向き試験、ケースコントロール試験などさまざまな方法がありますので、自分の目的に適した方法

を理解して、適切な研究を行う必要があります。
- また、統計処理は多くの研究で必須の要素です。

論文の書き方1（一般的な論文の構成）
- 多くのジャーナルが、論文の構成については、Title、Abstract、Introduction、Materials and Methods、Results、Discussion、Conclusion、Reference で構成するという方法を採用しています。この書き方は、IMRAD（Introduction, Methods, Results, And Discussion の略）と呼ばれており、共通のルールがあります。

論文の書き方2（投稿規定）
- ジャーナルごとに投稿規定があり、守る必要があります。
- 文字数制限を守らなければなりません。
- 書き方についても、雑誌ごとにルールがあります。例えば、引用文献の番号は上付きか、カッコ内か（Iida et al.[2] か Iida et al.［2］か）といったルールです。

科学文章の英語の書き方
- 「一文一文を短く書く」「受動態をなるべく使わない」といった読みやすい科学英語の文章を書くためのコツがあります。欧米の大学ではライティングの授業で教えられている内容です。

日本語、英語共通の科学文章の書き方
- 日本語で内容がはっきり伝わる科学文章であれば、ほとんどの場合、英語に翻訳しても明快な文章になります。

英語のスタイル・ルール
- 例えば、数字と単位のあいだにスペースを空けるべきかどうか、といった、なぜか学校ではあまり習わない英語の基本的なルールがあります。
- 120 mL と120mL、10%と10 %、どちらも正しいのは前者ですが、分かりましたか？

・ルールを守るのは、慣れればさほど面倒ではありません。守れていないと、乱れたスーツで商談に現れたビジネスマンのような印象を与えますので要注意です。

多くの要素があるように見えますが、気が重くなりますか？

実際に学んでみれば、基本的なことは自動車教習所に通うよりずっと短い時間で身に付けられるはずです。基本を身に付けた後は、実際に路上に出て（論文を投稿して）、スキルを磨いていくことができるでしょう。

column 4

同窓会にて

余談ですが、私が同窓会で大学時代の同期や先輩の研究者たちに「英語論文の書き方について本を書こうと思うのだけど」と話をしてみたところ、返ってきた答えは実にさまざまでした。「論文はどのパートから書き始めるのがいいか」という話もあれば、「仮説主導がいいのか、集めたデータから結論を導きだすのか」という最初の発想についての話をする先輩もいました。また、「今度赴任した大学で、日本語でも何を書いているか分からない文を書く学生が結構いてびっくりした。根気よく教えると良くなってくるけど。」というような体験談があったり、「添削しないとなかなか良くならないよね。データから論文作ってくれるようなサービスもあるけど、目玉が飛び出すほど高額だし。」というコメントなど、実にいろいろな話がでてきました。

つまり、英語論文の書き方、というおおざっぱなくくり方では論文に関するどの部分の話をしているか分からないということです。英語論文作成に対して苦手意識がある場合も、論文作成にどのような要素があるか、ある程度理解しないと、自分の何が弱くて、何を学習すればいいか、うまく把握できません。

そのため論文の作成に何が必要か、ぜひ一度意識してみることをおすすめします。

column 5

実際に構造を意識しながら一度論文を読んでみましょう

　論文作成のピラミッド構造が理解できたら、時間があるときに、実際に論文を一本読みながら、どうなっているか確認するのをおすすめします。ポイントさえわかれば、それほど複雑なことはありません。

1. 論文はいわゆる原著論文（Original article）なら何でもかまいませんが、IMRAD 形式の論文で、できればインパクトファクターの高い雑誌に掲載された、興味を持てる論文を探します。インパクトファクターの高い雑誌の方が、論文の内容がしっかりしている場合が多いからです。まだ専門が決まっていないなら、New England Journal of Medicine でいいと思います。
2. まず、Introduction と Discussion にどのような内容が書いてあるか見てみましょう。Introduction に研究の背景と疑問点、Discussion に結果と考察となっているでしょうか。
Materials and Methods と Results の対応も見てみます。
3. その雑誌の投稿規定を探します。その雑誌自体のウェブサイトからも探すことができますが、Google で 医学雑誌　投稿規定 で検索すると、投稿規定へのリンク集がたくさんでてきます。
4. 投稿規定の各項目がどうなっているか、実際にそのジャーナルに掲載された論文を見ながら確認します。何が規定してあり、実際にはどのように書かれているかわかるでしょう。
5. 投稿規定について確認できたら、次はスタイルがどうなっているか見てみます。スタイルについては本書の第 5 章に説明しています。
6. ついでですので、単語や文章で使えそうなものがあれば抜粋しましょう。まだ作っていなければ、単語リストのファイルを、すぐにアクセスしやすい保管場所に、Word で作成します。単語リストの作り方については、第 7 章の 7-1 を参照してください。

column 6

ルール・マナーを守ることについて

「いろいろなルールがあると知っている」ことと、「実際にそれらのルールが守られていることを見る」のはとても大事です。ある分野でのルールについて詳しくないとき、「まあこのぐらい、別にいいでしょう？」と気楽にやっていることが、他の人には非常識であるということがよくあります。

変な話ですが、欧米では麺類を食べるときにすする音をたてるのは、かなりお行儀が悪いことです。しかし、日本人は音を意識していない人がほとんどで、毎年外国へ行っているけれど、パスタをすすって食べているというような人も珍しくありません。音なんかどうでもいいじゃないか、と思う方もいらっしゃるでしょうが、例えばゲップをするのは満腹で満足していることを表すしるしである文化の人（実際に存在します）に、日本料理店の隣のテーブルでそれをやられるとちょっと困るでしょう。

英語で論文を書くうえでもルールが存在し、守っていないとまわり（編集者や査読者です）からは「あ～あ」と思われてしまいます。みんなが守っているルールでもその存在自体に気が付かなければ、ずっと意識せずに破り続けることがあります。実際に、論文を多数医学誌に掲載した実績を持たれている先生が、初歩的な（海外の学生なら、初歩の Scientific Writing の講座で必ず習っているような）基本を無視しているケースを見かけることがあります。

論文は、形式よりも中身が大切というのも一面の事実であり、海外の医学誌の編集者は日本人やそれ以外の非欧米人による若干のルール無視には慣れている場合が多いので、あまり神経質になりすぎることはありませんが、かと言って、そんなことどうでもいいだろう、と開き直るのはよろしくありません。

ぜひ一度、実際の論文がどうなっているか確認して、論文を書くうえでの注意点について意識するようにしましょう。

1-3　英語論文作成の上達方法について考えましょう

　この本を手にとったみなさんは、今後、英語で医学論文を作成していかれることと思いますが、せっかくなら、一本書くごとに論文作成が上達するよう、ほんの少し意識して作業をした方が得です。そうした論文作成の訓練方法について書きます。もちろん、本数をたくさん書くことが一番いいトレーニングですが、同じ書くのなら、効率よく上達できるように工夫をするヒントになればと思います。

　英語論文を上手に書けるようになりたい場合の学習方法には以下のようなものがあります。意識して行えば、大きな効果があるでしょう。

1．上級者の指導を受けられるなら、それにまさるものはありません

　指導を受ける機会があれば、たとえ多少つらくとも、その機会をできるだけ生かすことです。

　特に初心者のうちは、一人で自分の文章を向上させることはかなり難しい、というかよほど才能に恵まれていない限り無理です。これでいいと思った文章にダメ出しをされ、書き直しを要求されるのは苦痛ですが、目の前にいる上役や先輩に読みにくいと指摘される方が、会うことができないジャーナルの編集者や査読者に「何を言ってるんだ、こいつは」と思われるよりましです。自分の文章にいろいろ指導されることに抵抗のある方が多いと思いますが、そういう風に発想を転換してはどうでしょうか。

2．参考書は複数購入する

　本書も含めて、英語での医学論文作成に関する本はたくさんありますが、少なくとも3～5冊は購入して、ざっと目を通すことをおすすめします。

　著者によって重点を置くポイントがかなり違いますし、同じことでも説明の

仕方によってより理解しやすくなることがあるため、いきなり一冊を徹底的に読み込むよりまず複数に軽く目を通して、そのうえで気に入った数冊を研究した方が効率があがります。

探し方について、図書購入サイトで 英語医学論文 で検索すると、複数の英語医学論文の書き方に関する本がヒットしますが、Amazon のレビューでは正直なところどれがいい本かよく分かりません。可能なら図書館や本屋などで実際に手に取って読みやすそうなものを選んだ方がいいです。図書館にあまり気に入った本が無かったり、近所に大きな本屋が無い場合などは、インターネットで適当に数冊選んでしまってもいいでしょう。

推奨図書を何冊か、第 8 章にあげておきました。入手可能な書籍をできるだけ調査したなかで私が特にいいと思ったものですので、参考にしてください。

3．医学論文の書き方に関する体験談を読む

「医学論文を書いた過程そのものの体験談」や、ある人が「どのようにして医学論文の書き方を学習したかの体験談」を読むことができれば役立ちます。

New England Journal of Medicine（NEJM）に掲載された論文の著者による体験談「私の論文が『NEJM』に載ったときの話」という文集がウェブ上で無料公開されています（2016年現在）ので、ぜひ入手してください。

他人の体験談を探すのはなかなか難しいのですが、ブログなどで書いている方がときどきいらっしゃるので、Google で、医学論文　書き方 等で検索して探してみましょう。ウェブ上の情報は玉石混交ですが、それを意識したうえで参考になる情報を取り入れます。いい情報だと思ったら、保存しておくことをおすすめします。ウェブの情報は、探しても二度とたどりつけないことが結構あるからです。

私が受験生だった数十年前、「私の○大合格作戦」という、大学合格者が自分の学習法を語っている本が出ていたのですが、他のどんな本よりもそれが受験に役立った記憶があります。<u>何かを行うときに、いきなり作業に取りかかるのではなく、どういうやり方がいちばん効率がいいか調査するのは非常に大切です。</u>

4．セミナーを受講する
　あまり数は多くありませんが、英語論文の書き方に関するセミナーが開催されています。そこでしか入手できない情報もありますし、それ以上に刺激になりますので、機会があれば参加してみてください。

5．論文の作成作業を習慣化する
　多数の論文を書けば、論文作成はうまくなっていきます。そして、論文を完成させる唯一の方法は、論文作成に時間をさくことです。
　そのための時間の使い方は大きく分ければ、定期的に（例えば毎週決まった時間は論文を執筆すると決めて）作業するか、データがたまったときに一気に書き上げるか、の２種類ですが、論文をたくさん作成している人は、定期的に作業を行っている方が多いようです。
　大学生のレポートのような、締め切り直前に徹夜する、というようなやり方を長期間続けることは難しいでしょう。人によって、どの方法があっているかは違うと思いますが、できるだけ定期的に、つまり時間を決めて論文を作成してください。
　具体的には、論文を書く時間をスケジュールに記入して、そこはできるだけ守るようにします。

6．資料を読んでいるときに、文例などを採集する
　資料として論文を読んでいるときに、文例や単語を収集することを習慣化しましょう。同じことを異なる書き方で表現するバリエーションをたくさん知っ

ていると、論文を書くのが上手になります。そのために、「ああ、こんな書き方があるのか」と思ったときにはコピーしておきましょう。そのためには、いつでもアクセスできる場所に文例を保管する電子ファイルを置いておくのがポイントです。

7．実際に論文を作成する過程を、添削指導の場として活用する

後で書きますが、英文校正を外部に依頼することは、英語力に圧倒的な自信がない限り必須です。英文校正では自分が書いた英文をネイティブが添削してくれるわけですから、そのときに英語の細かい表現や、単語選択の誤りがないかについて学習することができます。おすすめの方法は、訂正前と後の英文を両方プリントアウトして、左右に並べて一文ずつ見ていくことです。自分の頭に入ってきやすい方法を工夫してください。

英文校正が正しく行われているかの確認はどうせ必要なので、ついでに自分の英文の間違いについて確認しましょう。

8．査読者のコメントに真剣に対応する

もちろんアクセプトされるために必要なので、査読者のコメントにはみなさん真剣に対応すると思いますが、ベテラン研究者である査読者の指導を受けているつもりで対応しましょう。査読者だからといって毎回正しいわけではなく、100％従うべきということはありませんが、少なくとも自分の論文の弱点を指摘されているものと考えて、真剣に検討します。

なぜこんなことを強調するかというと、ベテランの研究者の方で、「何回も指摘されているのでは？」と思われる弱点を持っている方がいらっしゃるからです。もし同じことを査読者に複数回指摘されたことがあるようでしたら、それはなおした方がいいポイントです。

column 7
英語論文翻訳の力をつけた私の方法

　私のたどった学習経路は特殊なもので一般化は難しいですが、ひとつの体験談としてご紹介しておきます。

1. 翻訳業界に入る前から英語はまあまあ得意でTOEICは800点台半ばでした。ただ、実際問題として論文の翻訳能力とTOEICスコアはさほど関係ありません。
2. 翻訳会社に入って最初は何も分かりませんでした。これは当たり前で「医学論文の書き方など何も知らなかった」からです。
　英語が多少できることと、論文の文章が書けることはぜんぜん関係がありません。日本語ができるから日本語論文が書ける訳ではないのと同じです。
3. 翻訳会社で与えられた仕事は、翻訳前の原稿と、翻訳後の英語または日本語を見比べて、間違いがないかチェックする仕事です。
　この仕事でさまざまな翻訳のパターンや、翻訳者や英文校正者による違いを見ることができました。かなり単調な仕事でしたが、いい経験になりました。膨大な数の論文の翻訳を見ることができ、また細かい確認作業を大量に行うという、なかなかできない経験をさせていただきました。
4. 翻訳会社を5年ほどで辞めた直後に、大学病院で働いている知人から頼まれて、翻訳をはじめました。それまでは日本語→英語の翻訳はしたことが無く、自分にできるのか半信半疑でしたが、やってみると多くの翻訳が学術誌にアクセプトされ、今にいたっています。

　上記の学習過程でよかったのは「一般的に論文で使われる表現のパターンを身につけることができた」点と「同じことを表現するのにいろいろなバリエーションがあるのを身につけることができた」点です。

　同じことを医師がするのは、時間的にも不可能ですし、そんな機会もないでしょう。そこで、おすすめする学習法としては、「論文を翻訳会社で英訳した場合は、英語と日本語のプリントアウトをならべて一行一行見比べる」ことや「自分で書いた英文を英文校正に出した場合は、これも原文との変更箇所を、変更前後で見比べる」ことです。

そして、見比べるときはパソコンの画面上よりも、紙にプリントアウトしたものを使うことをおすすめします。

また、もしも、論文翻訳者になりたい方が読者にいらっしゃったら、丁稚奉公だと思って、2～3年ほど翻訳会社で翻訳チェックをすることをおすすめします。翻訳を長く仕事にしたいと思っているのなら、必ず元はとれると思います。

column 8

論文を臨床で使うということ―NEJM 編集長の話

　以前、New England Journal of Medicine（NEJM）の編集長の講演を日本で聴講する機会がありました。NEJM に載っている論文をどう具体的に臨床に生かすべきかというお話をされていたのですが、ある薬剤による追加治療について、「確かに論文上はこの薬剤を追加で投与することは疾患の予後を改善するという結果がでているが、効果が証明されたからとびつく前に、実際にこの治療を行った場合にどの程度の費用がかかって、どの程度の効果が見込まれるかを具体的に考えてほしい」という意味のことをおっしゃっていたのが印象に残っています。細かい内容は忘れましたが、「この論文の内容を臨床に置き換えれば、月々数万円の薬を半年程度投与すると、合併症がわずかに減る効果がある、ということになる。実際の臨床に置き換えたとき、これは費用に見合うだろうか。」ということをお話されていました。

　論文を臨床のために読まれている先生方には上記のようなことを考慮するのは当然なのでしょうが、紙の上でしか論文にかかわっていなかった私にとっては、衝撃的な考え方でした。

　当時の編集長は、ものすごく頭のよさそうな方で、ちょうど映画、X―メンのプロフェッサーX（チャールズ・エグゼビア）みたいな印象でした。日本滞在もほんの1、2日で次の国に移動していかれて、この人はこうして世界の医療の水準を上げていこうと戦っているんだなあ、と非常に印象に残ったのを覚えています。

1-4 論文を読むことについて

　論文を上手に書けるようになるためには、この本に書いてあるような情報を多少なりとも意識しながら多くの論文を読むことが助けになります。

　不思議なことに、人間は見るべきポイントを知らないと、何度同じものを見ても気が付かないということがあります。次章以降に挙げるポイントで、何度も目にしたはずなのに一度も気づかなかったことがたくさんある、という方は多いと思います。例えば、後ほど数字と単位のあいだは半角スペースを空ける（20 mL など）というのが標準であると説明していますが、ここにスペースがあることなど一度も意識しなかったという方が結構いらっしゃるはずです。

　この本のなかでは、論文作成の要素について網羅的に説明していますので、それらについて意識しながら論文を読めば、多くのことが分かってきます。ぜひ少し意識してみてください。

　もし論文の読み方について体系的に学習されたことがない場合、ぜひ一度、論文の読み方に関する参考図書を研究することをおすすめします。Amazon で 医学論文の読み方 で検索すると見つかります。また、EBM に関する情報は Google で PICO　PECO で検索すると多数見つかりますので、試してみてください。

❷ 論文の書き方のルール

2-1 論文の各パートに書くべき内容について

　多くの学術誌で、原著論文（Original article）は、決まった構成で作成することになっています。Title、Abstract、Introduction、Materials and Methods、Results、Discussion、Conclusion、Reference などが主な内容ですが、本章ではそれらの内容について解説し、論文の成り立ちを説明します。

　上記のような、現在、多くのジャーナルが取り入れている標準的な論文の構成は IMRAD（イムラッド）と呼ばれており、これは Introduction, Methods, Results, And Discussion の頭文字を集めた言葉です。この呼び方は知らなくてもかまいませんが、どういう内容か理解して、その形式にしたがい投稿規定に沿った論文を投稿することが必要です。

　それほど複雑な話ではありませんので、一度、理解したうえで論文を書きはじめましょう。頭で理解しても、実際に書きはじめるとどうしたらいいか分からない場面が多々でてくると思います。その都度、本書など参考資料にもどって、確認するようにしてください。

　論文では「何は、なんだ」を説明するのが目的だと説明しましたが、その目的を達成するために一番効果的だということで発達してきた形式が IMRAD です。実際に自分で論文を読むと、この形式であることによって効率よく内容を把握できることが実感できるでしょう。

以下、それぞれのパートに何を記載することになっているか説明します。

Title
研究の内容を端的にあらわしたタイトルをつけます。投稿予定のジャーナルの他のタイトルを参考にするといいでしょう。略号は通常使いません。

Abstract
論文の内容を要約してあるパートです。Objective（Background）、Methods、Results、Conclusion で構成される場合が多く、単語数に制限があります。

ほとんどの読者は Title、Abstract を読んで、本文まで読むかどうかを決めるため、とても重要な部分ですし、ジャーナルによっては Abstract の内容だけで審査を次にすすめるかどうかの判断を行う場合もあります。Abstract に書く内容については、まず投稿するジャーナルの投稿規定を確認します。

Abstract が本文と矛盾していたり、本文に記載の無い内容が Abstract に含まれる論文が投稿される場合が多々あるそうです。これは内容全体の信頼性をひどく損ねますので、充分注意してください。

Introduction
Introduction には、「何を研究したのか」と「なぜそれを研究したのか」を記載します。実際の書き方としては、「なぜ」を先に説明して、「何を」が後に書かれることが多いでしょう。

つまり、「過去にどんな研究がされてきたかの背景情報＋その中で何が解明されていないかの説明（なぜ）」→「その解明されていない部分について、今回どのような研究を行ったのか（何を）」という順番で説明するのが標準的なやり方です。

例えば、喫煙と虫歯の関係を研究した論文の場合なら、喫煙と他の疾患の関係は分かっているが、虫歯との関係は分かっていないから（なぜ）、喫煙と虫歯の関係を（何を）研究した、というような書き方になります。

ここで、「なぜ」と「何を」が結びついていることが必要です。
具体的には、以下の2点に気をつけます。
・背景情報の説明に、今回の研究と直接結びつかない情報を入れない
 （関連の薄い他の研究内容が引用されている場合があります）
・研究した内容が、どうして疑問の回答になるかはっきり分かるように書く

また、「なぜ」の書き方によって、研究の意義として強調したいポイントを変えることも可能です。

IntroductionとDiscussionがどう違うか、最初は分かりにくい方が多いと思います。ジャーナルによっても求める内容が多少違うのですが、一般的にはIntroductionではなぜその研究を行ったかを説明し、Discussionでは研究の結果として分かったこととその位置づけを説明します。言い方を変えると、Introductionで今分かっていることを説明して何が分かっていないとの問いを立て、Discussionで（その研究によって分かった）問いへの答えとその意義を説明する、ということになります。

Methods

研究で具体的に何をしたかについて記載します。研究対象（人数、男女の数、平均年齢、疾患の状態）、研究期間、方法の順で記載するなど、よく使われる書き方は、だいたい決まっています。

注意すべきポイントは以下のとおりです。
・Methodsの内容と、Resultsの内容が対応していること
 Methodsに測定したとして書かれていないのにResultsに測定値が記載されているケースや、逆にMethodsに測定したと書いてあるのにResultsに結果がない、というケースがあります。
・MethodsとResultsの内容を混在させないこと

Methodsに測定結果を記載してしまわないようにします。
・合計数などを一致させる
被験者の総数と測定された人数があっていないなど、数字があっていない論文を散見します。何らかの理由で患者が除外された場合などは、その説明を書きましょう。

いずれも、できていないとジャーナルの編集者や査読者に「きちんと書けていない」という印象を与えるポイントです。よく思われませんし、書き直しが要求されますので、最初からきちんとしたものを提出するよう注意してください。

以前、すでに多くの論文を発表しているベテラン研究者の方が、MethodsとResultsの内容を混在させているのを見て驚いたことがあります。おそらく、過去にも編集者や査読者から指摘を受けてきているはずですが、指摘された都度対応しただけで、基本的なルールからはずれているという認識がなかったのだと思います。査読で、この内容はMethodsからResultsに移してください等の指摘を受けた場合は、基本的な注意を受けちゃったなと思って気をつけるようにしてください。

また、後で紹介する英文校正の上級サービスには、MethodsとResultsの内容が混同されていることなども修正してくれるものがありますので、自信が無い場合はそういうサービスを受けるのもひとつの手段です。

Results

研究の結果です。Methodsで記載した測定や評価などを行った結果を記載します。

注意すべき点は以下のとおりです。
・Methodsでも書いたとおり、MethodsとResultsの内容が対応していること

- Methods の内容を書かないこと
  Results に測定方法や統計手法を記載している論文を時々みかけます。
- 結果についての解釈を書かない
  これは Discussion で書く内容です。
- できるだけ Methods に書いたのと同じ順番で Results を記載する
  そうすることで、論文が読みやすくなります。
- 複雑な情報は、分かりやすく整理すること
  必要に応じて表や図を使います。
- 表を使った場合、表にあるのと同じ内容を本文に重複して記載しない

Discussion

Introduction で提起された問題への回答がここに記載されます。また、研究結果である Results から考察できる内容を記載します。逆に言えば、Results から分からないことを、分かったことのように書いてはいけません。

Discussion に書く主な内容は以下のとおりです。
- Results の結果を要約し、Introduction で立てた問いに答える。
- 過去の研究結果と今回の結果を比較する。
  過去研究の引用は、今回の結果との関連が分かるように整理して行います。今回の研究の結果なのか、過去の研究からの引用なのか分からないような書き方の原稿をよく見ますので、注意してください。
- 今回の結果がでた理由を考察する。
- 結果の意義を考察する（臨床的な意義や今後の研究課題を提示する）
- 研究の limitation（その研究では検討されていないことや、分からないことなど）についても記載する。

Conclusion

研究を行ったことで、新たに判明した結論を記載します。論文の Title や Abstract の記載にそった内容にしてください。

Table と Figure

　Table と Figure がきちんとしていると論文全体がプロフェッショナルな仕事に見えますので、しっかり作りましょう。

　表の書き方について、日本人が作る表には縦の罫線がついていますが、海外ではつけないことが多いです。投稿規定を確認し、規定になければそのジャーナルに掲載されている他の論文に合わせましょう。また、表中で略号を使った場合、表の下に定義を記載するよう規定されている場合が多いです。

　グラフについては、作成するソフトウェアによって可能な形式が変わってきますので、自分が使っているソフトウェアでどういうことができるか、一度きちんと理解しておきましょう。

　Figure については、ファイルサイズやカラーの使用などに制限がある場合がありますので、投稿規定で確認しておきます。

その他―著者、参考文献、利益相反、謝辞など

　上記以外でも、論文の内容としては、著者のリスト、参考文献、さらに利益相反（Conflict of interest：COI）の開示や謝辞（Acknowledgement）などが多くのジャーナルで要求されます。

　著者に関しては、誰が筆頭著者になるかについては、最初にはっきり話をして、トラブルをさけてください。また、共著者として名前を記載するための条件が、ICMJE の Recommendation（p39参照）で提唱されています。関係者なら誰でも共著者になれるというわけではありませんので、確認しておきましょう。

　参考文献はジャーナルによって書式が違います。投稿規定のパート（2-2参照）で説明します。

　利益相反（Conflict of interest）という言葉には幅広い内容が含まれますが、

研究論文関係で分かりやすい例として、「ある薬剤を使用した研究をするときに、その薬剤を製造している製薬会社から資金提供を受けている場合」などがあります。そうした場合には、資金提供を受けている事実を開示する必要があります。利益相反について詳しく知りたい場合は、 利益相反　論文 で検索してみてください。

謝辞には、著者ではないが論文作成に貢献した人や団体を記載します。例えば、統計解析だけを依頼した相手などは謝辞に記載します。

Cover letter

論文を提出する際の送り状です。最近のオンラインでの論文提出の場合は、別ファイルのCover letterを要求する代わりに、ウェブ上の提出フォーム内にCover letterに相当する内容を記載する手順になっている場合もあります。

Cover letterの提出が必要な場合は、まず投稿規定で要求されている内容を確認して、それらはもれなく記載します。著者が全員合意しているとの記載、二重投稿していないとの宣言、利益相反に関する情報、（特に臨床研究の場合は）研究が倫理的に行われたとの宣言、版権をジャーナルに引き渡すことの同意などが、記載を要求されることがある項目です。また、査読者を誰にするかに関する希望があれば、それも記載します。

論文の内容の簡単な紹介を書く場合が多いですが、せいぜい2〜4行までにします。編集者はAbstractは必ず読みますので、Abstractのコピーはダメです。その論文の内容の何が新しくて、出版する意義があるかを短くまとめます。

英文のカバーレターについては、サンプルがウェブ上にたくさんありますので、それらを使って作成したのち、英文校正を行えば大丈夫です。
 カバーレター　論文　医学 で検索すると、フォームが見つかります。

column 9

統計処理について

　多くの先生にとって、統計解析はなじみがなく、理解が難しい分野ですが、基本的なことは理解しておくべきです。一度ある程度しっかり理解しておけば、その後は安心して研究活動を続けられるでしょう。研究計画を立てる場合など、自信がなければ統計の専門家に必ず相談してください。基本的な学習方法をご説明します。

・テキストは複数購入して、まずは一通り目を通し、その中で、読みやすいもの、自分のニーズにあったものを深く学びます。全体としてはすぐれたテキストでも、ある部分だけ分かりにくいというようなことが実際にありますので、複数のテキストをチェックすることをおすすめします。また、何が重要かも複数のテキストを見ることでよりよく理解できます。

　Amazonで、単純に「医療統計」で検索しても複数の書籍が見つかりますが、Amazonの売れ筋ランキングで「医療統計学」というカテゴリがあります（2016年2月現在）ので、そこでも探せます。Googleで amazon 売れ筋ランキング 医療統計学 で検索すると出てきます。

・セミナーを受講する
　自分が求める内容のセミナーがあれば、積極的に参加します。
　ただ、統計処理は薬剤開発関係と臨床研究で使う手法が若干異なるため注意が必要です。セミナーの内容が自分の求めるものかよく分からないときは、主催者に問い合わせてみましょう。5～6万円するものもありますが、統計処理をどうしたらいいか分からず右往左往することを考えたら安いものです。

・実際に解析を行う
　統計などは、ある程度自分で手を動かさないと自信が持てません。毎回自分でする必要はありませんが、一度やっておくと人にお願いするときにも自信を持って依頼できます。無料で提供されているEZRというソフトウェアが評判がいいようですので、練習にはおすすめです。 EZR で検索するとすぐに見つかります。

◉ IMRAD について

　今まで書いてきた、論文のどのパートに何を書くべきかという話は、IMRAD の解説として、多くの英語医学論文の書き方の本に出てきます。

　Methods と Results についてはあまり理解に困ることはないと思うのですが、Introduction、Discussion、Conclusion の関係についてはなかなか飲み込めない場合もあるでしょう。複数のウェブサイトや参考書をチェックすることをおすすめします。

　また、Introduction や Discussion に何を書くべきかについては、大筋の合意はあるものの、ジャーナルによって傾向の違いがあります。参考書などに記載されていた書くべき内容と、自分が投稿しようとしているジャーナルで実際に掲載されている内容が違うと感じる場合は、ジャーナルの方を参考にしてください。

◉ IMRAD に関するウェブ資料について

　ウェブ情報を IMRAD で検索すると、ウィキペディアや英文校正会社のサイトに詳細な解説がありますので、興味がある方はご参照ください。

　また、ウェブ上にある IMRAD に関するパワーポイント資料にも見やすいものがいくつかありますので、探してみてください。医学論文執筆に関する講演会の資料などで分かりやすいものが見つかります。いくつかチェックすれば、理解がすすむと思います。なお、このような資料を自分だけの参考とするのに問題はありませんが、講義等で使う場合は著作権に配慮してください。

　ここに URL を掲載できるといいのですが、ウェブ上の資料はいつリンク切れになるかわかりませんし、著作権の問題もありますので具体的にはご紹介できません。代わりに、いい資料が見つかった検索キーワードをいくつか以下にご紹介しておきます。

◉ 資料を探す際の検索キーワードについて

　ウェブ上で資料を探すときに、検索キーワードはとても大切です。そのもの

ずばりの検索キーワードで検索しているときより、他のことを調べているときに、たまたまいい資料がでてくることがよくあります。

　また、ウェブサイト上で有用な情報を見かけたときは、ダウンロードしておくことをおすすめします。検索キーワードが思い出せず、二度とたどり着けないことが珍しくありませんし、いつウェブ上から削除されるかわからないからです。

　たとえば、IMRADの各セクションの記載内容を知りたいなど目的がはっきりしているときは、医学論文　IMRAD　記載内容 など、焦点をしぼった検索キーワードを使ったほうが目的にあった結果が出ます。医学論文　書き方 のようなカバーする範囲の広いキーワードで検索すると、IMRADに関する情報も出てくる一方、関係の薄い雑多なサイトもヒットしてしまいます。

　時間があるときなら、そうした雑多な資料にあたるのも勉強になり、ムダではありませんが、とにかく速くIMRADについて知りたいときにそうした検索は非効率です。必要な情報に効率よくたどりつける検索キーワードについて、意識していると情報検索の精度があがります。例えば、論文の各パートで何を書くべきか調べたい場合、医学論文　投稿規定 のような検索キーワードでも有用なサイトにたどりつけますが、こうしたキーワードを見つけたら記録しておきましょう。

column 10

IMRAD—形式のすばらしさ

　論文がIMRADの形式で書かれていることで、読者である医師は新しい情報を短時間で明確に理解し、自分の臨床に応用することができます。これは、たいへんすばらしいことで、こうした形式がなく、各自が好きな形式で研究成果を発表していたら新しい情報を手に入れることはとてもエネルギーと時間を使う、難しい作業になってしまうでしょう。

　また、IMRADという形式は、それ自体が仮説→検証という内容を要求しており、形式自体が、裏付けのない単なる個人の意見や直感を論文にすることをある程度妨げています。これは科学の進歩にとってとても大きなメリットがあります。

　本書を作成するにあたり、いわゆる文系の論文、レポートの書き方の本もいくつか見てみたのですが、ある本にでていた研究レポートの文例が、単なるエッセイとしか言えないもので、これにはたいへんに驚きました。例えば、「大学で対面授業をするのは効果がある」と書いてあるのですが、根拠となるデータは何も提示されていません。これでは、個人が自分の意見を言っているのと同じであり、研究レポートとは言えないでしょう。こうした「個人の考えの表明」をいくら積み重ねても、ある事柄にかんするコンセンサスを形成して次の段階へ進んでいく、ということはできないはずです。

　もちろん、文系の学問がすべてこうとは思っていませんし、実際、その同じ本のなかの他の例は、いわゆるIMRAD形式の論文と同じ、仮説を提示してそれを検証するという内容でした。IMRADのメリットを分かりやすく説明するための一例であり、文系の学問全体に問題があると言いたいわけではありませんので、あしからずご了承ください。

　医学では今日もさまざまな研究が行われ、成果が積み上がっていきますが、ひとつひとつの論文がIMRADという形式を満たすことで、医学という大きな建物をささえる堅牢なブロックとなっているわけです。

2-2 投稿規定について

　各ジャーナルは独自の投稿規定をさだめており、それに則った論文を作成して投稿しなければなりません。投稿規定の内容については、各ジャーナルのウェブページに詳細が掲載されていますので、それらを参照します。
　数ページにおよぶ投稿規定を持っているジャーナルも多く、英語の規定ですので一見きちんと準拠するのはたいへんそうですが、実際にやってみるとさほど面倒でもありません。1、2回きちんと取り組めば、慣れてしまいます。

　投稿を予定している雑誌の投稿規定の探し方ですが、複数の日本語サイトが投稿規定のリンク集を作成していますので、医学　投稿規定集 で検索してそこからリンクを探せば簡単です。日本語訳をつけている親切なサイトもあるようです（Ronbun.jp のサイト、2016年現在）。ジャーナルのサイトで直接探す場合は、Guideline for authors、Author guidelines などのタイトルがついていることが多いです。

● 投稿規定の例—NEJM の場合
　では、おおまかにどのような内容が記載されているか、New England Journal of Medicine（NEJM）の原著論文の投稿規定の例をあげておきます。ジャーナルによって投稿規定はかなり違いますが、NEJM のものは詳しい部類ですので、これを見ておけば、投稿規定にはどんなことが書かれることがあるか全体のイメージがつかめるでしょう。

NEJM 投稿規定の探し方
　全文の日本語訳が「私の論文が『NEJM』に載ったときの話」という冊子の最後に載っています。私の論文が『NEJM』に載ったときの話 で検索すればダウンロードできます。

2　論文の書き方のルール

　最新の英語原本については NEJM Author で検索すると、Author Center New Manuscripts というサイトがヒットしますので、そこが投稿規定になります。(NEJM では、著者に対するさまざまな案内が Author Center という名前でまとめられており、その中で、原著論文の書き方に該当するのが New Manuscripts のページになります。)

NEJM 投稿規定の概要
　全体として、ICMJE の Recommendation（p39参照）に準拠しています。以下各項目から抜粋した概略を説明しますので、参考にしてください。
・著者になるための基準：
著者として名前を載せていいのはどのような貢献をしている場合かなどの説明。
・必要事項：
倫理委員会で承認をとった場合はその旨記載する、など。
・所定の提出フォームについての説明
・電子ファイルと図：
できるだけ本文、参考文献、表、図を一つのファイルにまとめること。
ダブルスペース（行間を一行分、空けること）で記載のこと。
図は別ファイルとすることも可能。
Word ファイルまたはテキストファイルでの提出を推奨。
・Abstract：
Abstract は250単語以下で、Background、Methods、Results、Conclusions で構成すること。
研究で検討された課題、研究方法、主な結果、著者による結論を記載のこと。
・表：
ダブルスペースで作成し、それぞれタイトルをつけること。図と表の合計が6以上になった場合、超過分はウェブサイトへの表示となる。

・図とイラスト：
  イラストを外注している場合は、著者がすべての権利を持っていること。
  原図に修正を加えた場合は、明確に示すこと。
  最初に投稿する段階では、低解像度のファイルでもよい。
・患者の写真：
  患者が特定できない写真にすること。
  文書での許可をとること。
・臨床試験の必要事項：
  患者組み入れ前に、試験の登録を行うこと。
・マイクロアレイを使った試験の必要事項：
  出版時には、一般アクセス可能なrepositoryにデータセットが公表済みのこと。
・参考文献：
  引用した順番で、番号を記載すること。
  著者名は6名までは全員記載し、7名以上の場合は3名＋et al. と記載のこと。
・統計の手法：
  統計について、必要な条件が投稿規定に比較的詳しく記載されている。
  ※統計に関する参考になりますので、一度原文を参照ください。
・測定単位：
  慣用単位の後にSI単位を括弧で記載すること。
・略語：
  測定単位以外の略語を使用しないことを強く推奨する。
  初出時にフルスペルを記載すること。
・医薬品名：
  一般名を使用すること。
・投稿の方法：
  サイトにログインしてオンラインで提出すること。

・利益相反（Conflict of interest）：
論文に記載される医薬品のメーカー、または掲載医薬品の競合品のメーカーとの資金関係があれば開示のこと。
・査読：
NEJM編集者による確認ののち、半数程度が外部の査読者に送付される。査読者候補を著者が提示することを推奨する。
・著作権：
Massachusetts Medical Society が、出版した論文の著作権を保有する。
・投稿前問い合わせ／迅速審査：
審査を迅速に行って欲しいとの依頼があった場合は、考慮する。

◉ ICMJE の Recommendation—いわゆるバンクーバースタイル—について

　医学論文の書き方について、International Committee of Medical Journal Editors（ICMJE）という団体が、推奨事項（Recommendations for the Conduct, Reporting, Editing, and Publication of Scholarly work in Medical Journals）を発表しています。多くの医学雑誌が投稿規定をつくる際に、この推奨事項を参考にしていますので、投稿規定に関する全体像を理解するために、ぜひ一度目を通しておきましょう。

　医学雑誌の編集者の団体が作成した資料ということもあり、論文作成・投稿にまつわる注意点が包括的に記載されています。実際に論文を書くときに参考になるのは第4章以降ですので、最初にその部分に目を通しましょう。1〜3章にも、どのような貢献をすれば著者となれるかに関する基準、研究倫理、重複投稿の禁止など、論文を書く上で知っておくべき情報が入っていますので、次に目を通しておくことをおすすめします。
　英語の原文は ICMJE recommendations で検索すれば出てきます。また、日本語訳も ICMJE recommendations 翻訳 という検索キーワードで見つか

ります。複数のサイトで日本語に翻訳されていますので、読みやすいものを探してください。

なお、推奨事項は改訂を重ねており、2015年にも新しい版が出ていますが、最新版が出たらすぐに全ジャーナルがそれに準拠する、という性質のものではありませんので、入手可能な最新の日本語版に目を通せば充分です。

また、生医学雑誌への投稿のための統一規定、生物医学雑誌への統一投稿規定 等の検索キーワードでも関連情報が見つかります。(推奨事項は以前、統一投稿規定「Uniform Requirements for Manuscripts Submitted to Biomedical Journals: Writing and Editing for Biomedical Publication」と呼ばれていたため。)

なお、推奨事項ですので、どの雑誌の投稿規定も完全にこの統一規定にしたがっている、ということではありません。例えば参考文献の書き方については、下記のとおりいろいろな方法が存在しますので、各雑誌の投稿規定を参照してください。

ジャーナルによる参考文献の書き方の違いの例

参考文献の書き方はジャーナルによってかなり違いがあります。
特に違いがあるのは「著者の書き方」と「雑誌の号数やページの書き方」です。詳しくは、各ジャーナルの投稿規定を確認する必要がありますが、著者の書き方についてだけ、代表的なバリエーションを紹介しておきます。

A. 著者の書き方の違い1—名前のつづり方

名前自体の書き方と区切りのコンマなどの使い方に違いがあります。

著者が、Soichiro Iida と John P. Smith だったとすると主に以下のパターンがあります。

Iida S, Smith JP.

Iida, S.; Smith, J.P.

Soichiro Iida, John P. Smith.

S. Iida, J.P. Smith.

B．著者の書き方の違い2—著者が多数の場合の書き方
著者がA1～A6の6人だった場合、主に以下のパターンがあります。
A1, A2, A3, A4, A5, A6.
A1, A2, A3, A4, A5, and A6.
A1, A2, A3, et al.
（↑5人までは名前を列挙して、6人以上になったら最初の3名+et al. という規定の雑誌もあります。）
A1, A2, A3, A4, A5, et al.

参考文献の書き方は、著者以外の部分にもバリエーションがありますので、投稿予定の雑誌について、確認しておきましょう。

翻訳会社や英文校正会社でもこうした投稿規定ごとの書き方の違いには対応してくれますが、最初に投稿規定でIida S, Smith JP. が要求されるジャーナルに出してリジェクトされ、次にSoichiro Iida, John P. Smith. が要求されるジャーナルに再投稿するときは、情報不足のため英文校正会社では対応できません。
参考文献が多数の場合、書き換えるのは大変ですから、こうした状況にも簡単に対応できるように、文献リストは上手に作成する必要があります。参考文献管理ソフトウェアの使用も検討しましょう。

また、雑誌の略号については投稿規定の指定に従ってください。「Index Medicus」に準拠されるよう指定されている場合、 Index Medicus で検索すれば略号のリストを見ることができます。

なお、「参考文献の書き方がきちんとできているかどうかなど、論文の価値

と関係ないではないか？」と思う方もいらっしゃるかもしれませんが、論文を審査する編集者や査読者が出来の悪い参考文献リストを見た場合、この程度のこともきちんとできない研究者という見方をすることが多いそうです。ビジネスでも、人間の中身がちゃんとしているから服装などどうでもいいじゃないか、とはいかないものです。

　きちんと規定にのっとったリストを作成しましょう。

2-3　論文の文章の書き方

　論文の文章を読みやすく書くためのポイントをひとことで言ってしまうと、<u>何について書いてあるかが、どこを読んでも明確な文章を書く</u>、ということになります。しかしながら、この説明では具体的にどういうことなのか明確ではないと思いますので、以下に詳しく説明します。

　明確な文章を書くということについて、注意すべき点が以下の三つのレベルそれぞれにありますので、詳しく見ていきます。
　　A．全体の文章の展開
　　B．段落ごとの書き方
　　C．一文ごとの書き方

A．全体の文章の展開
　論文は「何は、なんだ」を伝えるものだと説明しましたが、全体の文章を、その何はなんだというストーリーに添ったものにすることが大切です。

　ある論文のストーリーを出発点Aから目的地Bへ車で移動するときの道筋を説明することに例えてみましょう。
　この説明で重要なことは、
・順を追って説明されている

・必要なことが説明されている
・横道にそれていない
の3つになります。

　まず、<u>順を追って説明されている</u>、ですが、これは地点AからBまでの行き方を説明するときに、順序よく説明されなければ、説明されている方はわけがわからなくなる、というのと同じことです。論文でも、内容を順序よく説明することが必要です。

　次に<u>必要なことが説明されている</u>、ですが、道順の説明をしている時に、どの信号で曲がるべきか、標識があるのかなど必要な説明がなければ、どうすればいいかわからなくなります。要所要所でポイントがすべて説明されていることが必要です。

　最後の<u>横道にそれていない</u>、ですが、内容が脇道にそれてしまう論文はとても多いです。道順の説明＝その論文の「何は、なんだ」の説明に必要がない情報があると読者は道に迷います。論文の読者がある論文に求めていることは、新しい情報です。それとは関係ない周辺情報は論文の場合は必要ありませんし、むしろ新しい情報を伝えるという目的を達成するためにはジャマになるぐらいですので、不要な情報を論文に入れないよう注意しましょう。

B．段落ごとの書き方

　「その段落で述べたいことを最初に書くべきである」というのはよく言われるところです。そういった文をトピック文と言いますが、まず、その段落でいいたいことをトピック文に記載して、その説明を後ろに続けるようにします。

　また一つの段落では、一つの話題だけを書くようにします。

　特にDiscussionで、他の研究の成果を引用しているものなのか、今回の論文で得られた結果を記載しているのかがはっきりしない段落をよく見ます。その段落には何が書いてあるのか、最初にはっきりさせておくと読みやすさが大

きく向上します。

C． 一文ごとの書き方

　一文ごとの書き方については、三つポイントがあります。
「主語と述語をきちんと対応させる」「指示代名詞をなるべく使わない」「全体との関係がすぐ分かるように書く」です。

ポイント1　　一文単位では、まず主語と述語をちゃんと対応させる

　つまり、「AはBです」の、AとBの両方が分かるように書くのが重要です。
　当たり前のことを言っているようですが、その当たり前ができていない場合が意外と多い、というのが実情です。
　主語と述語の対応ができていないというのには次にあげる二つの種類があります。
・ひとつは、そもそも主語が書かれていないという場合
・もうひとつは、主語と述語の対応関係がおかしい場合
　それぞれについて説明します。

　まず、主語が書かれていない場合ですが、これは日本語に限定される現象で、どういうことか分かりやすいと思います。日本語の文章は主語が省かれることが多いとは、よく言われるところです。主語が存在していない日本語の文章でも、文脈上何が主語かは分かれば内容が理解でき、英語に翻訳できますが、本当に主語が何か分からなければ（そういうことがままあります）理解もできませんし、英語にすることもできません。
　主語は書いている著者にとっては自明なことなので、著者が主語を書けば、読者が理解をする上で無駄なエネルギーを使わなくて済みます。

論文を読むときに、「分かりにくい文章の意味を読み解く」という行為は本来存在しなくていいはずのものです。「論文に記載されている情報の意味が何かを考える」ことは必要ですが、「その情報を伝える文章が分かりにくい」というのは、極論を言ってしまえば字がきたないので読みにくい、というのと同じレベルの話です。

主語が明確な文章を書くように心がけましょう。

つぎに、主語と述語の対応関係がおかしい場合です。これは、どういうことか少し説明が必要でしょう。大きく分けて二つのケースがあります。

ケース１：意味を考えると対応しない主語と述語を対応させてしまっているケース

これは、「血圧が高いことはからだに悪い」というつもりで「血圧はからだに悪い」という文章を書いてしまうような例です。

例えば、「ABCはタンパク質の一種であり、細胞の働きの一部である。」という文章をウェブで見かけたのですが、この文章の後半部分の主語と述語は「ABCは、働きの一部である」となり不正確な表現です。ABCは物質名ですので、正しくは「ABCはタンパク質の一種であり、ABCを合成することは細胞の働きの一部である」などになるはずです。

この間違いを見つけるのは比較的簡単で、主語と述語を抜き出してみて、意味が通じるかどうかを確認すればすぐわかります。

ケース２：論理が途中でねじれてしまって、内容が本来意図したものと違ってしまっている場合

例えば、次のような間違いを時々見ます。

文例1　書きたかった内容：
「主語と述語の間違いを避ける方法は、主語と述語を抜き出して文章の意味を考えることです。そうすれば間違いがすぐわかります。」

文例2　書かれた文章：
「主語と述語の間違いを避ける方法は、主語と述語を抜き出して文章の意味を考えればすぐわかります。」

　文例2は、日本語として文法は正しいのですが、途中で論理の筋道が省略されてしまっているため、内容は言いたかったことと違います。こうした、本来言いたかったこととは微妙にずれた内容になってしまった文章を書いてしまわれる先生が少なからずいらっしゃいますが、これは、一度書いたあと、時間をおいて見直すことで気づくことができます。
　ちなみに、文例2は、文例1の意味の文章を書こうと考えながら私が最初に書いた文章です。自分の例で恐縮ですが、最初から見直し不要の正しい文章を書ける人は、多くありませんので、文章の見直しはとても大切です。

column 11

「主語と述語の対応関係がおかしい」日本語の翻訳について

　主語と述語の対応関係がおかしい日本語でも、多くの場合、そのまま英語に翻訳することができてしまいます。（例：Blood pressure is bad for health.）
　意味を考えるとおかしくても、文法的には問題なく文章が成立しているからです。
　こういう日本語をそのまま英語に翻訳して投稿してしまうと、査読者から、この論文の英語はおかしいのでネイティブに英語をチェックしてもらうように、という指摘を受ける原因になります。
　この場合、おかしいのは実は英語ではなく文の内容である、ということになります。

> ポイント2　　指示代名詞をなるべく使わない

「これらの」患者とか「この」治療法などとはなるべく書かずに、書けるときには具体的に「＊＊の患者」と書いてしまった方がいいです。それではくどくなりすぎる場合は、「これらの」や「この」が指している内容が誰でも明確に分かるか、文章を確認してください。

> ポイント3　　一文一文と全体との関係がすぐ分かるように書く

　ひとつひとつの文章が、全体のなかでどのような位置にあるか、はっきり分かるように書きます。逆に言うと、まず、なぜそこに書かれているか、何が書かれているかわからない文章、というのがないようにします。

　さらに、一つの文章を読むときに、その文章のなるべく早い時点でなぜそこに書かれているかが明確になるようにすると、読者は読んでいて快適です。

　明確に書かれている文とそうでない文では、読んだときの気持ちよさに快適なドライブウェーを走ることと、交通表示の整っていない初めての街をドライブすることぐらいの違いがあります。

　いくつか具体的な方法がありますので、紹介します。

1．二つの文が続くときに、前の文の最後と次の文の最初を対応させる

　具体的には、文章を書くときに、「A → B。B → C。」というような形で文章を対応させます。文章では分かりにくいですが、例を見ればすぐ分かると思います。

> 対応している文：
> ゴールデンウィークは、青山高原でキャンプをした。青山高原は、遠く伊勢湾を望む風光明媚な場所にある。
>
> 対応していない文：
> ゴールデンウィークは、青山高原でキャンプをした。遠く伊勢湾を望む風光明媚な場所に、青山高原はある。

　つまり、前の文章の最後に書かれていることを受けて、次の文をはじめるということです。例文の場合、「青山高原」が「A → B。B → C。」のBにあたります。下の対応していない文の例では、後半の部分は「遠く伊勢湾を望む風光明媚な場所」が、青山高原そのものなのか、青山高原の近くにそういう場所があると言いたいのか、最後まで読まないと分かりません。この文は短いですが、もっと長い文になるとより大きな違いになります。

　また、英文の場合、文の構造上、A is B. B is C. という形になりますので、よりはっきり違いが出ます。

　読みやすい文章の大原則としてあげた、「つねに何が書いてあるか明確にする」という目標を、一文一文のレベルで実現するときに役に立つ考え方です。

　この方法を、ある翻訳教室で聞いたときはかなりの衝撃を受けました。他の英語文章の本で見たことがなく、どの程度一般的な考え方か分かりませんが、私が翻訳をするときにはいつも意識しているポイントです。

2．何について書かれている文章か早い段階ではっきり分かるようにする

　例えば、「側弯症の腰椎カーブに対して固定術を施行した症例」に関する論文の中で、まったく同じ内容を違う順番で書いてある以下の二つの文について、使い分け方を考えてみましょう。

　　1．側弯症の腰椎カーブに対して固定術を施行した症例で、術後に主胸椎

カーブが増悪することがある。
  2．術後の主胸椎カーブ増悪が、側弯症の腰椎カーブに対して固定術を施行した症例で見られることがある。

 1は、論文の一番はじめなど、読者がこの論文について予備知識がない場合の書き方です。

 一方、すでに読者がある程度この論文を読み進んでいる場合、1の前半の部分はすでに知っていることの繰り返しであり、「術後に主胸椎カーブが増悪することがある」を読むまで、この一文が何を伝えるために書かれたか分からない、ということになります。そのため、論文がある程度進んだ所での文章としては2の方が適切です。

 1と2は同じ内容ですが、論文の最初ならば、1の書き方が適切であり、読者がある程度情報を持ったあとには2の書き方が適切である、ということになります。細かいことですが、こういったことに気を配っていると、読者が読みやすいと感じる論文を書くことができるようになります。

3．何度も同じことを書かないこと

 Abstractと本文である程度、同じような内容がでてくるのは当然なのですが、それ以外の部分で（例えば、本文とFigure legendなど）、同じ内容を重複して記載するのはよくありません。「くどい」という印象を与えます。

 論文の読者は最短の時間で必要な情報を入手したいと考えていますので、一つの論文の中でまったく同じ内容を二度読まされることを喜びません。同じ内容を書くのを完全に避けるのが難しい場合でも、どちらか片方は要約にするなど工夫してください。

 何行もの文をそのままコピーするのは最悪ですので、決してしないでください。

 これはカバーレターなどについても同様です。とにかく、「何度も同じ内容を読者に読ますのはマナー違反」ということを意識してください。

column 12

海外進出について

　英語で論文を書くのは、研究者にとって一種の海外進出と言えなくもありませんので、ちょっと強引ですが、企業の海外進出に関する余談です。

　私が現在働いている医療機器業界では「日本の市場は今後縮小するので生き残りのために海外展開しなければ」というような話をよく聞きます。ですが、進出される側の国の立場で考えたときに、(最近ちょっと落ち目なものの) 世界でも上位に入る豊かな国から、うちの国では今後が厳しいから、おたくでガンガン売らせてくれ、とやってきた相手を歓迎する理由があるでしょうか。

　そもそも「国内市場が縮小するから海外で」という発想がすでに後ろ向きです。そんな動機から行動をはじめて、チームのメンバーが創造性を発揮して会社を発展させ、世界にすぐれた貢献をするというようなことは期待できないと思います。

　日本のメーカーは、多くの分野で世界の平均よりすぐれた製品を作っています。だったら、自分たちの製品を多くの人に使ってもらえれば世界はよりましな場所になる、と考えた方が力もでるし、創意工夫も生まれようというものです。

　そもそも、戦後を引きずったような、食えないから海外に進出しよう、というような言説は日本という国の現在のポジションを考えると志が低く、はずかしいと思います。もう一段上のことを考えた方がいいのではないでしょうか。

　きれいごとと思うかもしれませんが、実際問題として、Google などの世界企業は、本気で「世界を変えよう」と思って事業をおこない、大きな実績をだしています。大きな志が生み出す力とか創造性というものを、信じるべきだと思います。

　論文を書くことに置き換えたら、同じ書くならこれでまた少し世界がよくなる、と思って書いた方が楽しいだろう、ということです。

　どう考えながらやっても、実際にやる作業自体はさほど変わらないのですから、自分がやることは大したことだと思ってやる方がいいではないか、と思う次第です。

2-4 見直しをすることで論文が完成します

　多くの医学論文作成本で、書き終わったあとの見直しが大切なことが書かれています。さらっと読み飛ばしてしまう方が多いのではないかと思いますので、これが非常に大切であるということを強調しておきたいと思います。

　読みやすい論文を書く人ほど、何度も読み直しをしています。論文の書き方の本で著者の見直し回数が書いてあるものを見ると、5回、10回は当たり前ですし、20回というものも見たことがあります。文章についてのチェック項目をこの本でもいろいろと書いていますが、最初に書いたときからそれらをすべて守れる人など、ほとんどいないはずです。見直しを行うことによって、わかりやすい、内容が読者に届く論文が仕上がっていきます。
　これは言わば当たり前のことですので、見直しの時間はスケジュールにあらかじめ入れておきましょう。

　見直しの方法について、いくつかポイントをあげておきます。

A．書き終わってから時間をおいて、文章の見直しをはじめる
　これは非常に重要です。秘伝と言ってもいい内容です。
どの程度時間をおくのが最適なのかは分かりませんが、最低でも一晩はあいだをおいて見直しをするべきです。私の経験では、できれば3日〜1週間以上は時間を空けた方がいいと思います。

　以前、勤めていた翻訳会社で、超特急の仕事をしていたベテラン翻訳者が、「翻訳終わった。あと納期まで4時間あるから、3時間寝かせといて最後にもう一度見直す。」と言っていたのを鮮明に覚えています。
ちょっとでも時間をおいて見直すことです。

B．全体を書いてから文章の見直しをはじめる

　これは好みによる部分もあるでしょうが、できた部分をその都度きっちり仕上げていくより、全体がだいたいできてから内容を見直した方がいいです。文章をまるごと削除するようなこともありますので、その方が効率的です。

C．他人に見てもらう

　担当教官がいれば、最低でもその方に見てもらうことになりますが、いない場合も日ごろから、論文のチェックをお互いにしあえるような人間関係を作っておくといいです。先輩か後輩が身近にいることが多いと思いますから、「ざっと読んで、意味が分からないところがあったら教えてください」と言える相手を作っておくと、何かと助かります。

　日本語として、また論文として理解できるかどうかを見てもらうのが目的ですので、よほど特殊な専門領域の研究以外、相手と専門が違っていてもぜんぜん差し支えありません。

D．見直し前後の記録をとっておく

　見直しで変更した部分の記録は複数で論文をチェックするときは必ず取ると思いますが、自分ひとりで書いているときでも、時々その時点の記録をとっておきましょう。削除してしまった文章を、やはり使いたくなったりした場合のためです。Wordの「変更履歴の記録」機能を使ってもいいですが、単純に、ファイルの名前を変えて保存するので十分です。そのときに、ファイル名に日付をつけるとバージョン管理が簡単です。

> **column 13**
>
> ### 時間がたって見直した体験談
>
> 　以前の職場で、ある著名な英語医学誌のアブストラクト日本語翻訳の監修前チェックを担当していたことがあります。それらのアブストラクトはウェブ掲載されているのですが、作業した数年後にあらためて読んで、読みにくさに愕然としたことがあります。
>
> 　有名な雑誌ということもあり、先生方に読みやすい文章を届けようと当時は全力でやっていたのですが、時間がたって見直すと、「なんだこの分かりにくい言い回しは？本当に自分がやったのか？」という部分がたくさんあり、がっかりしました。
>
> 　何年かたってから見返すと、ずいぶん印象が変わってくるものです。

2-5　文献整理について

　論文を書くにあたり、多数の参考文献を集めると思いますが、それらの文献を整理する方法については、ぜひ一度時間をとって研究することをおすすめします。ウェブで 論文　参考文献　管理 などのキーワードで検索すると、たくさんの記事があります。

　論文を作成する上での直接的なかかわりで言うと、投稿するジャーナルによって「参考文献リストの書き方」が異なるという問題があります（第2章の2-2参照）。

　文献管理ソフトを使用すれば、各ジャーナルのフォーマットに合わせた参考文献リストを生成してくれます。なお、参考文献管理のソフトウェアやサービスはいろいろありますが、それらを利用する場合は、身近に使っている人がいるか、たくさんの人が使っているもの（＝ウェブで使い方を調べやすいもの）を選ぶと楽でしょう。EndNote などが有名です。

column 14

英語の名作教科書について

　英語の科学テキストには、いくつか古典的な名作が存在します。私が知っているものとしては、ハリソン内科学、Molecular Biology of the Cell（通称 Cell）、ファインマン物理学などがあります。Cell を読んだことがありますが、これは私が学生だった30年前から、分子生物学テキストのスタンダードであり続けています。

　Cell を読んで感じるのは、ひとつひとつの科学的事実が、長い学問研究の流れのどこに位置しているかが分かるような形で書かれている、ということです。大げさな言い方をすると、その分野で人類が歩んできた歴史を追体験しているようにさえ感じます。

　こうした読書体験は、その流れの中で自分が新しいページを付け加えようというモチベーションを生む助けになるのではないでしょうか。

　また、「ハリソン物語」というハリソン内科学初版の作成過程が書かれた冊子によると、このテキストは当時一流の医学者が最高の環境のホテルで長期間合宿して、お互いに遠慮なしに文章の細かい書き方にいたるまで批判しあいながら作成されたそうです。

　この冊子を読むと、ハリソン内科学は、最高のテキストによって内科治療全体のレベルを向上させ、世界をよりよくしたいという強い意志の上に作成されていることがわかります。ハリソン物語は、ハリソン内科学日本語版の出版社が無料で配布しています。 ハリソン物語 で検索してみてください。

　ハリソン内科学や Cell を見て思うのは、多くの人の膨大な努力の上に成り立っているテキストである、ということです。また、本当に多くの人に伝わる文章を目指す場合、グループでの批評を行う必要があるということも分かります。

　こうした「ため息がでるような」テキストが、今後も作成され続けることを期待しています。

2-6　盗用・剽窃（ひょうせつ）について

　論文を書くときは、他者の書いた文（既存の論文や参考書の例文など）の書き方を真似するのが効率的ですが、やり方によってはその気がなくても、盗用・剽窃と見なされます。くれぐれも文章単位でコピーして、そのまま使い回したりしないように気をつけてください。

　他者の研究内容を勝手に流用する盗用・剽窃 (plagiarism) は大きな社会問題にもなりました。時々、公務員が何十万円かの収賄で免職になったというニュースを見ますが、論文の盗用・剽窃も同じような割に合わない行為です。

盗用・剽窃は大規模データベースを使って監視されています
　発表された論文はデータベースに電子データとして保存されており、学術誌に論文を投稿すると、高度な検索機能を持ったソフトウェアで他の論文と一致している部分がないかチェックされます。以前、講習会で「7単語以上連続で他の論文と同じ文章を使用するのはすすめられない」と聞いて驚いたことがあります。本当にわずか7単語で問題になるのかは分かりませんが、技術的に検出可能であることは確かです。
　すでに発表された論文と一致した部分があるかを検索するサービスで、一般で利用できるものもあります。自分の論文ならコピーしたかどうかすぐ分かるでしょうが、他の人の論文を指導する場合もあるでしょうし、論文を多数発表する研究室の責任者の方でしたら、リスク管理としてそういうサービスを受けることをルール化してもいいかもしれません。

　自分が理解することはもちろん、自分の指導する相手にも、剽窃はなぜいけないかや、剽窃を行った場合のペナルティの重さについては、研究倫理として教育することが必要です。コピペを気軽にするインターネット時代ですが、現

在、研究分野では剽窃は非常に厳しくチェックされており、知らなかったではすまされないことをしっかり理解することが重要です。

自己剽窃などについて

　自分が以前書いた文章を使い回した場合も自己剽窃と見なされることがあります。たとえ自分が書いた論文で、内容的には問題がなくても、同じ文章をコピーして使い回すことは決してプラスに働きません。例えば、Materials and Methods はほとんど同じなのでコピーした、というような場合でも、評価が下がるリスクがあります。ジャーナルの編集者は、どこかで発表されたのと同じ文章が、もう一度自分のジャーナルに掲載されるのを喜びません。実質的には同じことをしていても、英文には手を加えて、表現を変えましょう。

　以前、若手研究者から、Introduction が他の論文とほとんど同じになってしまうと質問を受けたことがあります。ある分野を説明するときに、近い内容の研究の Introduction が使えるように思うことがあるかもしれませんが、むしろそういうときこそ、最初からすべて自分の文章で書く方がいいです。理由は単純で、近い分野の場合、まさに参考にしようとしているその文章を書いた著者が査読をする可能性が高いためです。

　他の論文の文章をコピーした場合だけではなく、論理展開を真似しても剽窃とみなされることがあります。自分の文章で書けば他の論文と同じ論理でも問題ない、と思うかもしれませんが、査読者がその参考にした論文の著者だった場合に、これは明らかに自分の考え方の剽窃である、ということで問題になることがあります。

　いずれにしても、剽窃は割に合わない行為です。意図せずにやってしまうリスクも含めて、充分に注意することが必要です。単純に英語の表現を参考にする場合でも、他人の書き方をそのまま使うのではなく、使う単語を変えるなど剽窃と見なされない工夫をしましょう。

2-7 日本語で論文が書けた後で—翻訳会社への依頼の仕方

　ここでは、日本語→英語の翻訳を翻訳会社に依頼する場合のポイントを解説します。

　英語論文の書き方に関する本で、翻訳会社に翻訳を依頼するなど論外という記述を時々見ます。ですが、すぐれた研究をして医療に貢献するのが医学者の使命であって、そこに英語能力のあるなしはほとんど関係ないように思います。苦にならなければ自分で英語を書けばいいし、それが苦痛なら翻訳会社にたのめばいいのではないでしょうか。

　翻訳会社にたのむ場合、最終的な英語論文の質をあげるために依頼者が選択できる要素は以下の3点です。
・どのような原稿をたのむか
・どこにたのむか
・どうたのむか
　これらについてポイントを解説し、さらに、翻訳終了後に行った方がいい確認事項についても最後に説明します。

◉ どのような原稿をたのむか

　これについては、日本語でよく書けている論文は、よくできた英語論文に翻訳される、ということになります。日本語では内容が分かりにくいけど、英語は明確な言語なので、翻訳してもらったら内容がはっきりした、などということは通常起こりません。
　明晰な日本語は明晰な英語に翻訳され、そうでない日本語はそれなりの英語になる、ということです。

科学論文以外では、日本語としてはすっと読めるのに、英語にしようとするとどうにもやりにくい、という文章はたくさん存在します。日本語の場合、主語を省略することが可能なのでそうしたことが起こります。科学論文でもそういう日本語を書く方が多少はいらっしゃいますが、少数ですので深く考えなくて結構です。ただ、後進を指導する際に、どうも日本語としては読めるのに英語になりにくいなあ、と思った場合や、なにかの機会に文章を英語に翻訳しにくいと指摘された場合は、主語がちゃんと書かれているかチェックしてみてください。

　日本語での論文の書き方については第2章の2-3を参照ください。日本語の文章の改善に大きく役立つはずです。

　なお、意味不明瞭な日本語論文から作者の意図をくみ取り、切れ味のするどい英文を作成するというハイレベルな翻訳者も実在しますが、数としてはほんの一握りであり、たまたま当たる可能性はかなり低いです。また、そういう翻訳者は売れっ子でいつも予定がいっぱいですので、たとえ運よくそうした人を見つけても、毎回翻訳をたのめる可能性は高くありません。

　論文作成を日本語の作成だったり日本語のレビューからサポートしてくれるサービスもあり、そういうサービスを使えば文章を分かりやすく書くこともしてもらえるかもしれません。予算があれば試してみてもいいと思いますが、通常、かなり高価です。

　結局、日本語原稿の作成に関しては、自分で努力していい原稿を用意するのが一番確実で、かつ少ない労力で済む可能性が高いです。明解な日本語原稿を用意して、以下の「どこにたのむか」「どうたのむか」の原則を守れば高い確率で高品質の英語論文が完成するでしょう。

単語数制限について

　日本語原稿に関する注意点として、翻訳した英文がジャーナルの単語数制限以内になるよう意識する必要があります。翻訳したら制限単語数の倍になってしまった、というようなことになると、内容を大きく変える必要が生じてしまいます。

　元原稿の日本語文字数と翻訳後の英語の単語数の関係ですが、ざっくり言って日本語の「文字数」の50〜60％が翻訳後の英語の「単語数」（文字数ではありません）になります。つまり、自分が作った原稿の日本語文字数が400字なら、翻訳語の英語の単語数は200〜240単語程度かな、というのが目安です。なお、これはあくまでだいたいの数字であり、原稿の内容や翻訳者によってばらつきがあります。

　また、単語数と文字数は違うので注意してください。例えば book は1単語で4文字です。

　ちなみに、原稿の文字数や単語数ですが、Word の「文字カウント」という機能で数えることが可能です。方法は第7章の7-7で説明しています。英語の場合は単語数で文章の量を計ることが多く、日本語の場合は文字数で計ることが多いです。

　ちなみに、日→英の翻訳の場合、上手な翻訳者の方が翻訳後の英文が短くなります。つまり、同じ情報量を伝えるなら短い文章を書ける方が上手である、ということですね。

◉ どこにたのむか

翻訳の質は、翻訳者の質にほぼ比例します。

翻訳会社での経験から言うと、あまり上手ではない翻訳者が訳した英文にどう手を加えても、最初から上手な人が翻訳したような英文にはならないものです。大切な論文ですので、できるだけ上手な人に訳してもらいたいですが、そのためにはまず翻訳会社を選ばなければなりません。

翻訳会社を選ぶときのチェックポイントをまとめると、以下の項目になります。

1. 医学論文の翻訳に対応しているか
2. 自分の専門分野に対応可能か
3. 投稿規定に準拠するよう対応をしてくれるか
4. 用語集や参考文献を参照してくれるか
5. ネイティブが翻訳する、または日本人翻訳＋ネイティブチェックを行うか
6. 翻訳者の指定は可能か
7. 料金と納期はどの程度か
8. 数年以上、継続している会社か

それぞれについて、見てみましょう。

1. 医学論文の翻訳に対応しているか

ひとくちに翻訳会社といっても、いろいろな専門分野がありますので、医学論文に対応しているというのは最低条件です。翻訳会社の見つけ方は、紹介かインターネットで検索するかがほとんどだと思いますので、それぞれについて説明します。

知人から紹介された場合

他の先生からの評判がいい会社に依頼するというは、簡単ですし、はずれが少ない方法です。以下に述べるチェックポイントについて確認して、問題なさ

そうならば依頼しても OK でしょう。

インターネットで検索する場合
　検索エンジンで、翻訳会社　医学論文　などのキーワードで検索すると翻訳会社を見つけることができます。検索で上位に表示される会社は、ほとんどが検索で上位表示されるための対策をしている会社ですので、検索上位だから翻訳の質が保証される、とは限りませんが、ホームページで医学論文の翻訳についてアピールしていれば、その会社が医学翻訳にある程度本気で取り組んでいることが分かります。

　また　日本翻訳連盟　翻訳会社リスト　のキーワードで検索すると翻訳会社のリストが出てきますので、医薬・バイオ・医療機器の分野に対応した翻訳会社をそこから探すという方法もあります。こちらも、このリストに出ているから会社の質が保証されているということではありませんので、いくつか候補を見つけたら、2以下のチェックポイントに沿ってチェックしていきます。

　単に、医学分野の翻訳ができるとしか書いていない場合、製薬会社の治験文書などを主な対象としている場合がありますので、論文に対応していることをはっきり確認します。ウェブに記載されていない場合は、電話やメールで確認しましょう。

2．自分の専門分野に対応できるかどうか
　例えば、整形外科や歯科などの場合、用語が特殊なため対応できる翻訳者がいない可能性があります。直接問い合わせる場合は、過去に翻訳した実績があるかどうか聞いてください。「対応できますか」と聞くと翻訳会社の窓口ではできます（何とかします）と答える場合が多いため、アクセプトの実績など、具体的な経験を聞いた方が確実です。

　ベテラン翻訳者になれば未経験の分野でもきちんとした英語にするものですが、同じ分野の経験がある相手に依頼する方がリスクは少ないです。

3．投稿規定に対応をしてくれるか

　これは、論文翻訳に対応している翻訳会社なら通常やってくれますので、逆に投稿規定への対応をしてくれない会社は選択肢からはずしてしまいましょう。ただし、料金はオプションとして追加料金になることが多いので、確認しておきます。

　そのときに、参考文献リストのフォーマット調整など、翻訳する部分以外の対応もしてくれるかどうかも確認します。

4．用語集や参考文献を参照してくれるか

　普通はよほど複雑な依頼でなければ対応してくれますので、できないと言われた場合は理由を聞いて、納得できなければその会社は避けた方が無難です。

5．英語ネイティブが翻訳をする、またはネイティブがチェックを行うか

　日本人の翻訳者で、ネイティブチェックなしにそのまま投稿できるレベルの翻訳ができる人はほとんどいません。そのため、まともな翻訳会社なら、ネイティブが翻訳しているか、ネイティブによる英文チェックを必ずやっているはずですが、念のために確認しましょう。

　ちなみに、ネイティブの翻訳と、日本人翻訳者の翻訳をネイティブチェックしたもののどちらがいいかですが、これは翻訳者の力量によるので一概に言えません。

　ネイティブの方が自然な英語を書く場合が多いですが、一方、日本語の誤読が多いネイティブ翻訳者もいます。上手すぎるネイティブが翻訳した場合に、著者から見てなじみの薄い表現になってしまい、かえって大丈夫なのか不安になってしまうようなこともあり、日本人翻訳者の方が喜ばれる場合もあります。

6．翻訳者の指定は可能か

　これは特に、紹介の場合に確認が必要です。紹介してくださった先生の論文の翻訳者と同じ人をたのめるかどうか確認しましょう。また、一度依頼して翻

訳内容がよかった場合、次回以降も同じ人にたのめた方がいろいろと楽です。

　上手な翻訳者はスケジュールが混んでいますので、現実には毎回同じ人に依頼できない場合もあるのですが、少なくとも指名を受け付けてくれるかどうかは確認しておきたいところです。

　ちなみに、日本では名前を指名しての翻訳依頼は下請法という法律で禁じられていますので、翻訳者の本名を教えてくれないのは、おかしなことではありません。（名前を指名すると、依頼主と翻訳者の中間で翻訳会社が斡旋料をとっているのと同じという解釈がされ、そうした斡旋業務は禁止ということになっているそうです。）

　同じ人にたのめますか、と聞いてみましょう。

7．料金と納期はどの程度か

　論文翻訳の料金は会社によってかなり違いますので、特にはじめての場合は複数から見積もりをとって確認します。

　料金の計算方法は、大きく「翻訳が仕上がったときの英単語数」で計算する方法と、「日本語の元原稿の文字数」で計算する方法の2種類があります。仕上がったときの英単語数で計算する場合、正確な料金は頼んだ時点では分からないことになりますが、どの会社も見積もりの換算基準をもっていますので、料金を見積もってもらえば、仕上がり後の実際の料金とそう大きく違わないはずです。

　自分で元原稿の文字数を調べたい場合、Wordファイルならば文字カウント機能ですぐ調べられます（第7章、7-7参照）。また、標準の納期も聞いておきましょう。納期によっては特急料金がかかる場合もありますので、それも確認しておきます。

　すでに具体的に原稿がある場合は、実際に見積もりをとってもらえばいいでしょう。料金を検討したいので見積もりをお願いしますと言えば、無料でやってもらえるはずです。

　なお、極端に安いところは避けた方が無難です。（技術が進歩して、機械翻

訳が使い物になるレベルに達するまでは、翻訳の価格破壊は起こらないでしょう。）

＊翻訳と英文校正を別々に請求してもらうことは可能か？
　研究室のルールで、翻訳には費用補助は出さないが、英文校正は研究室の予算が出る、というところが結構多いようです。そういう場合、翻訳と英文校正を別々に請求してもらえるか、翻訳会社に問い合わせが必要です。
　対応してくれるところも多いですが、金額が割高になる会社もありますので、確認が必要です。

8．数年以上、継続している会社か

　翻訳業界は参入障壁が低い業界です。経験の少ない会社の場合、スケジュールの管理やトラブル時の対応などに多少不安があります。新しい会社はダメということではないのですが、ネット検索で会社を探す場合、少なくとも5年程度は業務を継続できている会社に依頼するのが無難です。
　会社の設立年はサイトで見るか、電話やメールで聞いてみましょう。もし理由を聞かれたら、会社情報を記録していると言えばいいでしょう。

●翻訳会社に電話をかけてみる

　上記チェックポイントについて、ウェブサイトである程度分かった場合でも、一度電話で問い合わせることをおすすめします。特に初めての場合、何軒か電話をしてみて、信頼できる相手を選びましょう。電話での対応がすべてではありませんが、疑問点があった場合に問い合わせをしやすかったり、いろいろな受け答えが明快であったりというのは、翻訳自体の質の次に重要です。気持ちよく一緒に仕事をできるパートナーを探しましょう。

　私もこの数年、英文校正をいつもお願いしている会社がありますが、過去に数回、連絡の行き違いや、校正内容に問題があったために作業をやり直してい

ただいたことがあります。そういったトラブルがあったときに気持ちよく対応してもらえるかどうかで、作業の快適さが違ってきます。フィーリングの合う相手を選ぶうえで、電話で実際にやりとりすると参考になります。

電話でもメールでも、違和感がある会社はひとまず避けた方がいいでしょう。

個人で依頼する場合、翻訳費用は決して安いものではありません。対応がいい翻訳会社と悪い翻訳会社では、大きな違いがでますので、自分にとって、安心して翻訳を依頼できる会社を探しましょう。

● どうたのむか

信頼できる翻訳会社の場合、条件の範囲内でできる限りの仕事をしてくれるはずですが、そのためのポイントがいくつかあります。ぜひ参考にしてください。

1．納期にはできるだけ余裕をもたせる

納期優先になると、その時間の範囲でできる作業ということになるので、質が犠牲になる場合があります。

急いだ場合、品質に影響する要素は二つあって、一つは翻訳者が無理をして急げば仕事が粗くなるということと、もう一つは急ぎだとその時たまたま空いている翻訳者にたのまざるを得ない、ということです。あまりタイトな納期で翻訳を依頼すると、その仕事に最適な翻訳者ではなくそのとき対応可能な翻訳者にとにかくやってもらう、ということになりがちです。また、翻訳者を指名したい場合はスケジュールを調整してもらうために納期を長めにするか、事前に翻訳会社に確認するといいでしょう。

学術論文は早いもの勝ちの厳しい世界ではありますが、無理すぎるスケジュールは禁物です。どの程度なら大丈夫かはケースバイケースですので、翻

訳会社に直接確認しましょう。

2．ひとりの翻訳者で翻訳してもらう

　これは、上記の納期とも関係します。ふつうは何も言わなければひとりの翻訳者で翻訳すると思いますが、依頼するときに一応確認しましょう。納期がタイトな場合は複数での翻訳を考える会社があるかもしれません。

　率直に言って、複数の翻訳者で論文の翻訳をするのは、よほど急ぐ場合を除きおすすめできません。翻訳文というのは訳者によってかなり差があるもので、複数の翻訳者がかかわると、どうしてもチグハグな印象になります。

3．投稿先を指定する

　投稿規定にあった翻訳をしてもらう必要がありますので、投稿予定のジャーナルを指定します。

4．翻訳範囲を明確にする

　どこからどこまで翻訳してもらうか、明確に指定します。自分で指示した内容を忘れたりすることもありますので、メールなど、残る形で指定した方がいいです。参考文献の書き方などを投稿規定に合わせて欲しいときは、そこもはっきり記載します。

5．用語集を添付する

　これは、できる限りつけた方がいいです。用語集の作り方については、第7章の7-1に記載しています。まっとうな翻訳者なら、知らない用語もウェブでリサーチして適切な翻訳を探してくるものですが、このリサーチに恐ろしく時間がかかることがあります。単語の訳を調べるのに時間がかかると翻訳全体の質に影響することになりますので、特殊な用語はあらかじめ知らせた方がいいです。

もしも余力があれば、下記の例のように日本語原稿の中に英語を記載すれば翻訳者は非常に助かりますが、ここまで親切にしなくても用語集があれば翻訳者の作業のスムーズさは全然違います。［例：等信号（intermediate signal）］
　なお、日本語原稿の文字数で料金を計算する翻訳会社の場合、原稿に書き込んだ英語の文まで請求される可能性がありますので、この部分の文字数はちゃんと引いてくれるか確認した方がいいでしょう。

6．参考文献をつける
　自分が翻訳を依頼する論文に、内容が一番近い論文をできれば一報、参考文献として翻訳会社に渡します。著作権の問題がありますので、公開されているものがいいですが、そうでなければ購入して渡しましょう。
　自分が論文の中で引用した文献、とくに先行研究の論文が一番いいですが、無ければ投稿予定のジャーナルに掲載された近い内容の論文で大丈夫です。これは、表現や用語の使い方などの参考にしてもらうためです。
　参考として提供する論文は、一つでいいです。翻訳者は、時間に追われて仕事をしている場合が多いので、多数の論文を参考に渡されても全部を精読して内容を反映させるような時間はなく、かえって負担に思います。翻訳者を手助けしてよりよい翻訳を納品してもらうことが目的ですので、負担をかけないよう気をつけましょう。

7．フルペーパーを依頼する場合、アブストラクトだけを先行翻訳してもらう
　特に、はじめての翻訳会社に依頼する場合やいつもの翻訳者に依頼できない場合など、いきなりフルペーパーを依頼するのではなく、まずアブストラクトの翻訳をお願いして内容を確認するという方法があります。フルペーパーで翻訳が完了したあとで翻訳内容に問題があった場合、翻訳会社との交渉などに非常にエネルギーがかかりますので、はじめての相手に大量の翻訳を依頼するまえに、アブストラクトを訳してもらって腕前を見せてもらうということです。
　この方法をとる場合は、翻訳会社にアブストラクトと本文を同じ人ができる

か確認しておきます。なお、本文がまだ完成しておらず、スケジュールが分からない場合は同じ人ができるかどうか確約できない翻訳会社が多いでしょう。

　大手翻訳会社で、通常のサービスの一貫として先行部分翻訳をやってくれるところもあるようです。

● 翻訳をたのむ場合にやらない方がいいこと

　翻訳を依頼する場合、以下の3つはできれば避けます。

A．無理な納期を設定しない：どうたのむか、の逆ですが、翻訳会社の規模などによって、どれぐらいなら無理であるというのは変わってきますので、実際のところどうなのか率直に聞いてみましょう。

B．依頼したあとの原稿の変更：これは翻訳者に負担をかけますので、できれば避けた方がいいです。もし必要な場合は、変更箇所がすぐわかるようにして依頼しましょう。

> ＊余談ですが、ある種の手術ミスは、緊急手術と術中に術式変更が必要になった場合に多くなるそうです。翻訳に置き換えれば、急ぎ仕事と途中で原稿が変更される場合になります。人間がミスをする条件には共通する部分がありますね。

C．料金交渉：大量に発注する場合など、特殊なケース以外ではやらない方がいいです。

　翻訳はそれほどもうかる仕事ではありません。ちなみに、ベテラン翻訳者でも時給に換算すると通常1,500〜3,000円程度です。アルバイトとしてはよく見えるかもしませんが、これは実際に翻訳している時間の時給であって、いつでも安定して仕事があるわけではありません。実際問題として、今の標準的な翻訳料金では、ある程度専門的な能力がある人が、フルタイムで翻訳を仕事とするのは難しいです。

　最近の日本では、なにかとコストカットに焦点があたることが多いです

が、安物を安く買っても得をしたことにはなりません。現在のところ、質がいい翻訳を安く買うことは難しいと思います。

> ＊多くの先生方は値段交渉など考えたこともないと思うのですが、私が住んでいる関西は値切りが盛んな地域ですので、参考までに実情を書いておきました。

● 翻訳終了後の翻訳内容の確認ポイント

翻訳が終了して英語の論文が送られて来たら、以下のポイントを確認します。

確認は、可能ならば早い方がいいです。翻訳者はすぐに次の仕事にかかるため、以前の翻訳の内容についてはどんどん忘れていきます。

1．翻訳者からの質問があれば回答する

原稿の日本語の意味が分からないなど、翻訳者からの質問があった場合はすぐに回答しましょう。

2．投稿規定にあっているか確認する

参考文献番号の書き方や、参考文献の書き方など、目立つところが投稿規定と一致しているかざっと確認します。もしも投稿規定にあっていない場合があれば、「この部分は投稿規定にあっていなかったのでなおしてください。念のために全体を再確認してください。」と伝えましょう。

3．用語集にあっているか確認する

これも、さっと見て用語集にあっていない部分を見つけたら、どこがあっていないか指摘して、全体を見直すようにお願いします。

4．ひととおり読んで、日本語とあっていないと思われる部分などを確認する

日本語と翻訳が違う意味になっていることが時折あります。そういう場合

は、「こういう意味で書いているのだけど、この英文は違う意味になっていませんか」という質問をします。

上記の1〜4まで、2〜3時間もあればできると思いますので、翻訳を受け取ったらできるだけ早く確認して、不明点があれば翻訳会社に問い合わせましょう。

● 翻訳がおかしかった場合
仕上がった翻訳をチェックして、間違いがあった場合、以下のように対応します。翻訳に多少のミスが含まれることはしばしばありますので、淡々と対応しましょう。

前述のアドバイスにしたがって翻訳を依頼をすることで、本当にひどい翻訳が納品される可能性はかなり減らせると思いますが、ゼロではありませんので、そうした場合の対応も書きました。

1. まず冷静に、疑問点を列挙して翻訳会社に問い合わせる
翻訳がおかしいと、頭に血がのぼる人が割に多いです。実は私もそうなのですが、熱くなっていいことは特にありません。間違いと思っても、自分が知らなかっただけで、実はふつうに使われる表現であるということも、しばしばありますし、ジャーナルによって、一般と違うルールになっていることもあります。私は、これはおかしいではないか！　と指摘をしたところ、冷静に理由を説明され、とんだ赤っ恥、ということが何回もありました。

ケアレスミスも1〜2件ならば、次から気をつけるように指摘しておけばいいですが、3件以上ケアレスミスがあるようなら、翻訳会社の質が疑わしいため、次回からは他の翻訳会社を探した方がいいかもしれません。

> ＊ケアレスミスは困りますが、実際問題としてケアレスミスをするのが人間というものです。以前、手術後のガーゼの体内放置に関するエッセイを読んだのですが、放置を100％防げる方法というのは見つかってないそうです。だから間違っていいということにはなりませんが、ある程度、失敗には寛容になった方が、いろいろとスムーズなことが多いです。

2．どうしようもない翻訳が納品された場合の対応

1のような対応が可能なのは、間違いが単語レベルだったり、部分的な訂正ですむ場合、そして件数が少ない場合です。今まで説明したチェック事項を守って翻訳会社を選定して依頼した場合、でたらめな翻訳が納品されるようなことはほとんど起こらないと期待したいのですが、万が一、翻訳してきた英文が明らかに提出できる論文のレベルに達していない場合は、翻訳会社にその旨指摘し、再翻訳など対応を要請します。

ただ、ひどい翻訳を出してくる翻訳会社というのは、その会社なりにその時点でベストな方法を選択した結果そうなっているわけですので、クレームをつけてもどうしようもない可能性があります。対応できそうにない場合は、いさぎよく他の翻訳会社を探した方がいいです。やりなおす場合の料金については、どうするかあらかじめ説明を受けて、確認しておきましょう。もし、費用が発生するなら内容を聞いて納得してから作業してもらいます。

いずれにしろ、やりなおしは大きな時間のロスになりますので、そもそもそういう事態にならないよう、いい翻訳会社を選択し、上手に依頼するよう努力しましょう。

column 15

そもそも英訳を翻訳会社にたのんでいいのか？

　ある勉強会で、翻訳会社を使ってはどうかという提案をさせていただいたところ「自分で書いた方が、他の論文の読み込みも深くなるし、そっちの方がいいですよね。」というご意見をいただいたことがあります。

　どうも、翻訳会社にたのんでしまうのはいかがなものか、と思われているようでした。

　確かに、論文は先生方の作品としてその人自身をあらわすものという面もありますし、自分で書けば、英語の論文自体への抵抗感が減り、より深く研究の世界に入り込めるという効果も期待できますので、私もできるなら自分で英語で書いた方がいいだろう、と考えています。

　ここで考えるべきは、コストとメリットのバランスではないでしょうか。つまり、自ら英語で論文を書くことでプラスが多ければ自分で書くし、すごくたいへんで投資した時間と労力に見合わなければ翻訳会社に依頼する、というクールな判断をしたらいいということです。

　たいへんだからと翻訳会社にたのんでいては、いつまでもできるようにならない、という意見もあるかと思いますが、ここでは「バカの壁」などベストセラーを多数書かれている養老孟司先生の体験談が参考になるでしょう。養老先生はネイティブ論文の表現を参考にして英語を書くという方法で英語論文を作成、提出し、査読者に「ネイティブに書いてもらっただろう。日本人がこんな英文を書けるわけがない。」と言われたことがあるそうです。

　そのレベルの英語論文を自力で書ける日本人は今でも多くはないと思います。ところが養老先生は、「今では英語の論文を書いていない。労力に見合わないからです。」という意味のことを書かれています。自分の研究に力があれば、いずれ英語に翻訳されることもあるだろう、と達観されているようです。

　ここで言いたいのは、かつてネイティブなみの英語論文を書いていた人でも、

しんどくなって（？）英語で書くのをやめてしまうことがある、という事実です。

ふつうに読める英語論文を自分で書けるようになる、というレベルは多くの人に達成可能ですし、翻訳会社には品質が安定しないなどデメリットもありますので、私も書けるなら自分で書いた方がいいと考えています。しかし、自分で書くことにしばられて、多くの人の生活を改善できる研究結果を発表するのが遅れるようでは本末転倒です。

医師になられる方は基礎学力が高い方が多く、また日本人は英語の能力を特別視する傾向があるので、翻訳会社にたのむとなんとなく「負けた」ようなイメージがあるのかもしれませんが、個人的には日本人の医学者が自分で英語論文を書ける能力を持っていなくても、特に問題ないではないか、と思います。

ピーター・ドラッカーの恩師が十三歳のドラッカー少年たちに「君は何によって憶えられたいかね」と問いかけたことがあるそうです（「非営利組織の経営」ピーター・ドラッカー）。医師としては多くのすばらしい内容の論文を発表することが重要であって、それを誰が英語にしたかなど、どうでもいいことではないでしょうか。

それに、翻訳会社に依頼したからといって、何もしなくてよくなるわけではありません。むしろ、自分は論文作成プロジェクトのリーダーであり、翻訳業務をアウトソースしているのだという心構えが必要で、仕事の依頼の仕方など、新たに学ぶべきことがでてきます。使える時間は限られていますので、翻訳会社も上手に利用しましょう。

ちなみに、養老先生の体験談は「英語のバカヤロー！」という本に書いてあります。第8章にも紹介していますが、非常にいい本ですので、ぜひご一読ください。

③ 論文英語の書き方―基本編

3-1 自分で英語を書く場合に最低目指すべきゴールについて

　自分で英語の論文を書く場合、どの程度の英文を目指せばいいのでしょうか。基本的な考え方と、自分の恥も含めた「ぶっちゃけた」話を書きました。私の経験の部分は賛否両論あると思いますが、考えてみていただきたい内容です。

　さて、翻訳を頼むのではなく自分で英語を書く場合に目指すべき、英語論文原稿の最低レベルは、以下の2点になります。
　A．IMRAD にのっとった論文としての体裁ができている。
　B．英文校正をするネイティブが、その論文が何を言いたいのかが理解できる英語論文になっている。

　Aは日本語でも英語でも共通する内容です。第2章の2-1を参照してください。

　Bは、「何を書いているかが理解できる英文であれば、その後ネイティブが改善することが可能」という、いわば当たり前の話です。
　そして何を書いているか分かる、というのには二つのレベルがあります。一つは、学校などで習うような、ふつうに英文として理解できる、というレベルと、「何は、なんだ」という論文としての主張が理解できる、というレベルです。

一つめの英文として理解できる、というレベルですが、このレベルの英語を目指すことは、実は論文の場合あまり難しくありません。論文で使われる文の書き方というのはある程度決まっていて、その形式にのっとって英文を作ればいいからです。

論文英語の文例を集めた書籍もでていますし、自分の研究に近い内容の論文から表現を借りてくることもできます。挨拶の手紙を書くときには、手紙の例文集から文例を借りてくると思いますが、同じようなことを少し複雑な手順で行えばいいということです。時候のあいさつを自分で新しく作ろうとする人はあまりいないのと同様、論文で情報を伝えるときには定型文をマネすればいいのであって、一から自分で文章を考える必要はありません。

もちろん、日本語の文法がおぼつかない人が例文集を見ても立派な手紙を書くのは難しいのと同じで、英語の論文を書くにはある程度の英文法の知識が必要ですが、それはさほど高度なものである必要はありません。英語に自信があまり無い場合、多くの英文校正会社が提供している、上級の英文校正サービスを受けて、単に文法を直す以上の英語の訂正をしてもらうといいでしょう。(3-5を参照)

二つめの、論文として理解できる内容かどうかという点については、第2章の2-3に詳しく記載しました。日本語でも英語でも、大枠は同じです。ここでも、上級英文校正サービスで、論文としての出来を確認してくれるものもあります。

3-2 基本的な英文法が分かれば、論文を作成できます

TOEICで何点以上なければ英語で論文を書くのは難しい、というような基準は無いでしょう。論文での文章の書き方はだいたい決まっているので、文例集や他の論文を参考にして、実際に書くことで身に付けていけます。

とはいえ、私が過去に見た論文のなかで、これはちょっと、英語として成立していない、という文章があったのも事実です。英文法の理解に問題があるというのは、日本語の文法がおぼつかないために日本語の論文が書けないのと同じ状態ですので、多少は英語の学習が必要です。自分の英語が論文を書けるレベルかどうか、どうもよく分からないという場合は、友人や指導教官に自分の英語論文を見せて、率直に聞いてみましょう。適当な人がいないようなら、自分で書くと同時に翻訳会社に依頼して、どの程度違うか見てみるというのもひとつの手段です。

「a」や「the」の正しい使用法について

恥をあえてさらしますが、私は定冠詞（a や the）を正確に使い分けることができません。大学入試までは頭で理解していたのですが、その後、身に付かないうちに、憶えていた内容をすっかり忘れてしまい、今では完全にネイティブチェックまかせになってしまっています。

また、翻訳会社に勤務していたときに知ったのですが、実は a や the の使い方は、ネイティブでも個人個人でかなり大きな差があります。入試問題の正解はひとつですが、実際の世界で正解とされるのはひとつではありません。（ただし、a や the をつけてもつけなくてもいい場合でも、どちらか片方の書き方を選んだら、その論文中では一貫していることが必要です。）

文脈によって、ここはどうしても a であるとか、the であるという場合もありますが、論文ならば、a と the を書き間違っていてもネイティブが修正できる場合がほとんどです。（実際のところ、ネイティブチェックで「ここは a と the のどちらが適切なのか分からないから書きたい内容は何か説明してくれ」と質問されたことは一度もありません。）単数か複数かは著者にしか分からないことがありますので、a subject か subjects かは意識して書く必要がありますが、それ以外は定冠詞で a を使うか the を使うか、どちらも使わないかについて、日本人が神経を使う必要はあまりないと考えています。

後の章で、スタイルをきちんとしないと、句読点もちゃんと打てないようで恥ずかしい、ということを書いており、じゃあ、aとかtheは間違えても恥ずかしくないのかと思われる方もいらっしゃるでしょう。ですが、正直なところ定冠詞を正確に使うというのは私にはハードルが高すぎますし、多くの日本人にとっても難しいのではないかと感じています。英文法を一度きちんと復習すればもう少しできるようになるとは思うのですが、それだけの時間とエネルギーがあれば他のことに使いたいのです。

3-3 論文の英語に関する基本

英語論文特有の英語の書き方について説明します。

まず、論文には論文特有の英語の言い回しがあります。例えば、料理のレシピでは「サラダに塩を少々ふります」というような書き方をしますが、同じ意味でも「少量の塩化ナトリウムをサラダ上に散布します」と書いてしまうとレシピの書き方としてはおかしいわけです。

論文で、「100名の小児を研究に組み入れた」は英語で「we enrolled 100 children」であり、「組み入れる」にincorporateなどは使いません。このように単語レベルでも決まった言葉使いがありますし、文の書き方でも、It is ～ thatの構文は使わないなどの原則があります。

英語としてはいろいろな書き方がある内容でも、論文を書くときはこう書くものだというパターンがあることを意識しましょう。逆に言えば、そういったパターンを使って英文を作成すれば、文法が苦手な人でも違和感のない英語論文を作成することが可能であり、これは、例文集や他の論文の表現を借用することで実現できます。

最初は自分が書こうとしている論文に内容が近い論文を数本選んで、全体的に表現を真似するとやりやすいでしょう。その場合は、英語のネイティブが著者の論文を見本にすることをおすすめします。

最初は手間がかかりますが、何度か論文を書けばすぐに慣れてしまうでしょう。

　さらに、読みやすい科学英語を書く上で、英文ライティングのテキストには必ず記載されている書き方のポイントがいくつかありますので、第4章で紹介させていただきます。

3-4　英文を書き終わって、英文校正前にチェックすること

　英文を書き終わったら、以下のセルフチェックをしてから英文校正を依頼するようにします。

1．内容に抜けが無いか確認する
　内容の抜けに英文校正後に気づくと、追加で校正を依頼することになります。結構な手間がかかりますので、抜けが無いよう確認します。

2．明確な英文が書けているかどうか「時間をおいてから」何度か確認する
　この時間をおいてから、というのが、日本語原稿のときと同様、非常に重要です。

　多くの秘伝同様、知ってしまえばそれまでの簡単なことですが、やるとやらないではたいへん大きな違いがあります。

　やり方は日本語と同じです。書き終わって最低一晩以上、できれば細かい部分を忘れてしまうぐらいの期間をおいて、自分の書いた文章を読み返します。そして、何も知らない人が読んだときでも意味がきちんと理解できるか確認します。時間をあけた後で読み返すと「本当にこれは自分が書いたのか？　わけが分からんぞ。」というような部分が何か所か見つかると思います。

　最初からすらすら理路整然とした文が書けて、そのまま発表できるというよ

うなことは、まずありません。何回か時間をおいて見直すことを習慣にしましょう。

　村上春樹は最低でも4～5回は全体を通して書き直すということです。また、司馬遼太郎の自筆原稿をウェブ上で見ることができますが、たくさんの色を使って何度も書き直しがなされています。研究者はプロの文章家ではありませんので、そこまではしなくてもいいかもしれませんが、少なくとも自分で読み返したときに意味が分からない部分が無いようにして、英文校正に回しましょう。

　一度書き終わった論文は、英文校正の後、提出した雑誌の編集者が読み、査読者が読み、採用されれば読者である医師や研究者の方が読みます。雑誌の編集者はチェックする投稿論文を何十本もかかえていますし、査読者はその分野の中堅以上の研究者であることが多く、どちらも非常に忙しい方々です。最終読者である医師や研究者の忙しさは自身がご存知と思います。多くの方が、多大な労力をかけて一つの論文の発表にかかわり、発表された論文を読んでいくわけですので、自分の伝えたいことが十分伝わる文章になっているか、きちんと時間をかけてチェックしていただきたいと思います。

3．提出予定ジャーナルの単語数制限について確認する
　単語数の制限について、確認します。ちゃんとした英文校正会社なら、ちょっと単語数がオーバーしている程度なら工夫して単語数を減らしてくれますので、**制限単語数の10%オーバー程度なら英文校正を依頼してもいいと思います**。しかし、制限が400単語のところで原稿が800単語あったりしたら英文校正会社が制限単語数まで減らすことは不可能です。その場合、英文校正が帰ってきた後で、もう一度、文章全体を考え直す必要が生じてしまいます。

　後で説明しますが、特に Abstract や Introduction などについて、英文校正の後に自分で修正したものを再校正せずに提出するのはおすすめできません。

つまり、単語数オーバーをすると「単語数を減らして書き直し→もう一度英文校正」という過程が必要となり、無駄な手間ひまがかかります。最初から制限単語数前後に単語数を調整して、英文校正を依頼しましょう。

ちなみに、紙に印刷されるジャーナルの場合、単語数の制限を守らないと紙面に入りませんので、必ず守ってください。特にAbstractは絶対です。ウェブジャーナルの場合、融通がきく場合もあるかもしれませんが、いずれにしても、何も言わずに制限単語数の倍もある論文を提出したりするのは論外です。自分が受け取る側になったことを想像すれば分かると思います。

Wordでは、「文字カウント」という機能で、単語数や文字数を数えることができます。第7章の7-7を参照ください。

4．提出予定ジャーナルの参考文献の書き方を確認する

参考文献のリストの書き方は各ジャーナルによって異なります。必要な情報が入っていないと英文校正会社では対応できませんので注意してください。英文校正の前にちゃんと投稿規定を見て作っておいて、英文校正の時に内容を確認してもらいましょう。

5．提出予定ジャーナルの投稿規定で3、4以外を確認する

上記の3と4以外の投稿規定対応については、ちゃんとした英文校正会社なら対応してくれますので、神経質にならなくても大丈夫です。

とはいえ、投稿ガイドラインをざっと見るぐらいは時間がかかりませんので、一度は確認するようにしましょう。ガイドラインで作成が要求されているが英文校正の原稿に含めていないパートがあれば、項目名とその項目が準備中であることを書いておくと、英文校正会社が状況を理解できるので親切です。

6．第5章に書いてある、スタイルのチェックをする

これは時間がなければ省いてもいいですが、スタイルがちゃんとした英文の方が、英文校正をするネイティブも内容に集中できますので、校正前にセルフ

チェックをすることをお勧めします。略語の使い方、数字と単位のあいだのスペース、カッコの前後のスペース、全角文字を使っていないかなどの項目についてさっと確認しましょう。

> **column 16**
>
> **スタイルを守るのにどのくらいエネルギーを使うべきか**
>
> 　英語論文の書き方に関する講習会で、講師が英文校正をしているネイティブの方だったことがあります。その方は、もともと言語学を研究していた言語のプロで、日本人がスタイルを知らないことに関して、「私の時間をこんなことを直すのに使いたくありません！」とずいぶん怒っておられました。私としては仕事ならそのぐらい黙ってやらないと、とも思いましたが、確かに言語の専門家が、仮にも文章を世間に発表しようとしている人の原稿チェックを任されて、日本語ならば句点（、）とか読点（。）のレベルの修正をすることになったらイライラするだろうことは理解できます。
>
> 　また、お金を払ってネイティブにチェックしてもらうのに、スタイルレベルのことにエネルギーを使わせるのはもったいないですので、スタイルの間違いは努力して減らしていきましょう。英文校正ができあがってきたときに意識して内容を確認すると、スタイルの間違いはだんだん減っていきます。

3-5　英文校正会社への依頼方法

　英語で原稿を作成したら、必ず英文校正会社などを利用して英語のネイティブに内容を確認してもらいます。

　身近に科学論文に慣れたネイティブがいれば、その方にお願いできますが、英文校正会社にたのむ場合は、翻訳会社への依頼方法と同様、仕上がりをよくするためのポイントがいくつかあります。翻訳会社と重複する内容が多いですが、翻訳の方を読まない方もいらっしゃると思いますので、会社を選ぶポイントを改めてすべて書きたいと思います。

英文校正においても、翻訳と同様、仕上がりを左右する要素は、「どのような原稿をたのむか」、「どこにたのむか」、「どうたのむか」の3点です。「どのような原稿をたのむか」については、この章の前半で説明しましたので、ここから「どこにたのむか」、「どうたのむか」を説明します。

◉ どこにたのむか
　英文校正会社の探し方は、翻訳会社と同じく、紹介かインターネットでの検索が主な手段です。

　知人に紹介してもらった場合、下記のチェックポイントを調べて問題ないようなら仕事を依頼していいでしょう。

　検索で探す場合、医学論文　英文校正 などのキーワードで検索すると、英文校正会社が多数でてきます。校正会社を紹介するウェブサイトもあるようですので、利用してもいいでしょう。見つけた英文校正会社、各社のサイトを見て、信頼できそうなところに直接問い合わせをかけます。なお、会社紹介サイトをいくつか見た印象では、サイトに並んでいる順番と会社の実力は関係ないことが多いようです。おそらく広告代金によって順番が変わったりするのでしょう。サイトにでている順番はあまり気にせず、実際に各会社のサイトを見て、気に入ったところのサービス内容を確認しましょう。
　会社のウェブサイトの充実度と英文校正の質が比例するかは分かりませんが、会社のサイトはクライアントを迎える窓口のようなものですので、ある程度会社の姿勢を知る参考にはなると思います。

英文校正会社のチェックポイント
　英文校正会社を選ぶときのチェックポイントをまとめると、以下の項目になります
1．医学の英語論文に対応しているか

2．ネイティブが校正作業をするか
3．投稿規定に対応してくれるか
4．日本語の質問への対応が可能か
5．校正の担当者の指定は可能か
6．上級の校正サービスはあるか
7．料金と納期はどの程度か
8．再校正価格はリーズナブルか

以下、それぞれについて説明します。

1．医学の英語論文に対応しているか

医学英語に対応している英文校正会社を探します。英文校正の場合は、翻訳の場合ほど各専門分野の詳しい知識は必要ありませんので、よほど特殊な知識を必要とする分野の場合以外、医学英語に対応できる英文校正会社ならばどこでも大丈夫です。

2．ネイティブが校正作業をするか

英文校正の場合、メディカルライティングやサイエンスライティングの教育を受けたネイティブはたくさんいますので、基本的にはネイティブが校正作業をする会社を選びます。

3．投稿規定に対応してくれるか

これはマストです。論文の英文校正で投稿規定に対応してくれないようでは全体のレベルが心配です。

4．日本語の質問への対応が可能か

英文校正の場合、翻訳とは異なり質問がある場合にある程度は日本語でも受け付けてもらえるかどうか、の確認が必要です。必ず日本語が理解できる翻訳

者と違い、ネイティブの英文校正者は日本語ができないことがよくあるからです。英文校正の内容に疑問があるときには通常英語でネイティブに質問しなければなりませんが、その時に、多少は日本語でサポートしてくれる会社を選んだ方が無難です。

　英文校正会社が日本語で質問を受けた場合「質問を誰かが英語に翻訳→担当ネイティブに質問」とせねばならずたいへんですので、どんどん日本語で質問してください、というところは少ないと思いますが「日本語での校正内容の質問は一切受け付けません」と言われてしまうと困る場合があるかもしれません。多少なりとも日本語の質問を受け付けてくれるか、また、窓口は質問しやすい雰囲気かどうか確認しておきましょう。

　関連するポイントとして、日本が所在地の会社がほとんどを占める翻訳会社とは違い、英文校正の場合は海外に本拠地がある会社を選択することも可能です。外国で営業している会社は日本の会社より安い場合が多いようですが、通常やり取りはすべて英語になりますし、トラブルが発生したときの対応などを考えて、慎重に会社を見極めた方がいいでしょう。

5．校正の担当者の指定は可能か

　英文校正の内容は、担当者により思いのほかバラツキがあるものです。毎回同じ人にたのむことができれば、ストレスが少なくなります。

6．上級の校正サービスがあるか

　多くの英文校正会社で、英語の間違いだけを修正する通常レベルの英文校正サービスと、論文としての内容をチェックする上級サービスが設定されているので、上級サービスがあるかどうか一応確認しておきます。上級サービスについては、後述します。

7．料金と納期はどの程度か

　料金については、ほとんど一単語●●円という設定になっていますので比較

が容易だと思います。通常の校正で一単語10円前後が標準で、特急料金は高くなります。上級サービスの場合は、かなり料金に幅があるようです。

　自分の原稿がどの程度の単語数か分からないときは、Wordの機能でカウントできます。やり方は第7章の7-7を参照してください。

　ごく少数ですが、英文校正作業にかかった時間で請求してくる会社もあるようです。事前に費用が分からないのが欠点ですが、元の英文のレベルが平均以上なら、割安になる場合が多いはずです。そうした会社に頼んでみたいが料金が気になる場合は、少量の英文を一度依頼してどのぐらいになるか確認するといいでしょう。

8．再校正価格はリーズナブルか

　同じ論文を再度校正する場合の料金はどうなっているか、確認しておきます。

　リジェクトされて他のジャーナルに提出する場合など、全体を書き直すことが多いですし、投稿規定が変わるので全体を再度校正する方がいいですが、そうした場合にかなりのディスカウントをしてくれる会社や、最初に料金が高めの上級コースの英文校正を行えば、その論文の再校正は無料で行う、という会社もあります。

　多くの場合、再校正は発生しますので、あらかじめ確認しておきましょう。

◉ どうたのむか

　英文校正会社に仕事を依頼するときのチェック項目です。ちゃんとした英文校正会社なら、注文する時点で確認してくるはずの内容ですが、後でトラブルにならないようにきちんと伝えましょう。

1．作業の範囲を明確に伝える

　特に、校正不要の部分がある場合は、きちんと伝えます。英文校正しなくていい部分に色をつけて、この色の部分は校正しなくていいです、というように

指定すればいいでしょう。作業範囲から除外するよう指定しなければ、著者リストや参考文献などもすべて通常の料金で校正される場合が多いですので、注意してください。また、他の論文からの抜粋で引用している箇所は、むしろ校正で変更されると困りますので校正不要の範囲に含めるようにします。

　過去に英文校正済の文章を流用する場合、その部分は校正しなくてもいいのか、という点については、結論から言うと文章すべてをもう一度英文校正をした方がいいです。これは、違うネイティブが英文校正を担当したり、同じネイティブでも時間をおいて校正した場合、スタイルにばらつきがでる場合があるからです。どちらも英語としては正しいAとBという表現があるときでも、AならA、BならBに統一することが必要な場合があります。
　よほど納期や予算がタイトなとき以外は、全体を通しての校正を依頼した方がいいでしょう。特に、Abstract、Introduction、Discussion については、統一感が大事ですので、必ず一人の人に通して校正してもらいましょう。

2．投稿先を伝える
　投稿先を伝えて、そのジャーナルの投稿規定にあわせるように依頼してください。
　ジャーナル名か投稿規定の URL を連絡します。通常は注文するときに英文校正会社の方から投稿先を聞いてくると思います。

3．校正の担当者を指名する
　他の先生から紹介してもらった場合や以前依頼して校正内容がよかった場合、同じ担当者で校正してもらうよう依頼します。翻訳とは違い、校正の場合一つの論文を作業するのに必要な時間は数時間のためスケジュール調整はつけやすく、いつもこの校正者でお願いしたいという希望はかなえられることが多いはずです。（一方、翻訳の場合は論文一本に早い人でも2～3日はかかりますので、他の仕事が入っていたら割り込ませるのは難しいです。）

もしどうしても無理、ということでしたらできるだけ似たスタイルの校正者か、投稿先ジャーナルのアクセプトの実績がある校正者でお願いしますと言ってみましょう。経験のある英文校正会社なら、校正者によってどのような癖があるかある程度把握しており、対応可能なはずです。

　校正は担当者によってスタイルが違うことがよくあります。30年前にイギリスで論文の書き方を学んでプロの校正歴20年という人と、大学の学費を稼ぐために校正をしているオーストラリアの若手研究者では文章の書き方がかなり違っている、というのは容易に想像できると思います。AとBのどちらも正解の表現がある場合（例：men, womenとmale, femaleは多くの場合で入れかえ可能）でも、自分はAならA、BならBと決めていて、いつもそのとおりにする校正者が多いのです。そのため、ある英文校正者が、AをBに変更してきて、じゃあBが正しいのかと思って次にBと書くと別の校正者がBをAに変更してくる、というようなことが時々あります。英文校正会社には何度か、どちらでもいいときは変更しないでくださいと依頼したことがあるのですが、結局実際に校正をしている担当者の判断になるので、統一するのはなかなか難しいようです。
　英文で「正しい」とされることは、時代により、またエリアによって変わってきており、現実に使われる英語は、学校英語のように一つの正解があって〇×がつくというわけではありません。そういった細かな違いについて、いちいち確認したり理由を考えるのは意味がないため、英文校正はできるだけ同じ担当者に依頼した方が楽です。

　英文校正などネイティブなら誰がやっても同じ、ということはありません。フィーリングに合う英文校正者が見つかったら指名してリピートすることをおすすめします。

４．Word ファイルの変更履歴は残っていない状態で、校正を依頼する

　Word の変更履歴の使い方については、第 7 章の 7−7 に記載しています。

　変更履歴は消した原稿で校正を依頼しましょう。以前、変更履歴が残っている原稿の上に英文校正をされてしまい、どこが変わったかわからず困ったことがあります。ちゃんとした校正会社なら変更履歴は消したうえで作業するものですが、手違いもあり得ますので、最初から消しておきます。

５．科研費や研究室の費用などを使う場合、請求書の宛先を指定する

６．納期や費用を確認する

　納期については、急がせても翻訳ほどは品質への悪影響はありませんが、短い納期にすると料金が上がる場合が多いので、予算との関係で設定してください。

　通常は、依頼原稿を送付したら、納期や費用の連絡があって、それに同意の連絡をしたら作業開始となります。以前、同意の連絡を忘れて休暇に入ってしまい、予定の期日にぜんぜんできていなかった、ということがありました。納期と費用を確認したら作業開始の指示をしっかり出しましょう！

> **column 17**
>
> ### 英語に自信が無い場合の校正の依頼について
>
> 　たまに日本語の原稿を一緒に送付してきて、日本語と英語があっているか確認をお願いしたい、という依頼をされる先生がいらっしゃいます。ですが、率直に言って、自分の英文が日本語の意味を反映しているか自信が無い、というレベルでしたら、日本語原稿からの翻訳を依頼する方がいいです。また、英文校正をするのは英語のネイティブであり、日本語を理解する人は多くありませんので、日本語の原稿を見て内容の確認をしてほしい場合、日本人による作業が増えるため追加料金がかかると考えたほうがよいでしょう。
>
> 　もしも、手術手技の説明や統計関係などで、英語ではどういったらいいか自信が持てない場合は、「この文章はこういう意味で書いているのだが、伝わっているか」と別途英語で説明文をつけましょう。翻訳と英文校正の両方をやっている会社ならば、そこだけ翻訳をお願いするというのも不可能ではありません。

英文校正の上級サービスについて

　通常の英文校正では、文法的な間違いなど、日本語でいえば「てにをは」や不適切な言い回しの修正などをしてくれますが、書いている内容まではチェックしません。つまり、全体として読んだときに意図がよく分からないような論文であっても、一文一文の文章が文法的に正しくなれば、英文校正完了ということになります。

　それに対して、一部の英文校正会社では、論文としてきちんと完成するよう、内容の論理的整合性も含めてチェックするというサービスを行っています。料金はピンからキリまでありますが、再校正が無料になっているなどおまけのサービス付の場合もあります。英語論文作成に自信が無いうちは、予算が許せば、試してみる価値があるかもしれません。

「かもしれません」と今一つすすめられるかに自信が無いのは、結局、元の英文とそのサービスを担当した人のレベルによって最終的な出来が決まってしまうので、あらかじめ結果を予想できないからです。

　私自身が、英文校正の上級サービスを受けた時の感想は以下のとおりです。
A．その会社の上級サービスは一度上級サービスを受けたら、その後の再校正（大幅な加筆は除く）が無料となっており、これは非常に便利だった。その論文はリジェクトされてしまったため、著者の先生が内容を訂正し、別ジャーナルに投稿したが、そのときの校正が無料で助かった。
B．一方で、肝心の上級校正の中身（そこの会社では、論理の流れも見てくれるということだった）については、よくなった部分もあったが、内容が意図したものと変わってしまっている部分が通常の英文校正より多く、その後のやりとりに多少のストレスがあった。元の英語が不自然だったのかもしれないが、上級サービスを受ければそのままで投稿できるようなものができてくると期待していたので、ちょっと思っていたのとは違うな、という感想だった。
C．結局、担当者とフィーリングが合うかどうかで、大きく結果が変わると思われる。より踏み込んだサービスを依頼するということは、逆に言うと、より大きな裁量を作業するネイティブに与えることになる。そのため、内容が非常に改善され勉強にもなるという「大当たり」の可能性もある一方で、ある程度英語ができる先生が自分好みではない書き方をする担当者にあたると、かえってストレスになるだろう。

　結論的には、まだ論文投稿に慣れていない場合、予算があれば上級サービスを試してみて結果を見て次を判断してみてはどうか、と思います。また、論文の指導をされる先生で、新人の投稿論文を指導する時間が十分とれない場合に、上級サービスを添削指導も含めたものと考えて、試してみることも可能でしょう。

column 18

英語の正解について

　時代によって正しいとされる英語が変わってくると書きましたが、実際に「英語として厳密に考えるとちょっと違和感があるが意味は分かる」という表現がだんだん広まってくるという現象を、何度か見かけました。

　個人的には、多少おかしな表現でも、みんなが使っていてちゃんと意味が通じるならば、目くじらを立てるほどのことではないと思います。ただ、他人の論文の表現を参考にする場合は、その人しか使っていない、かたよった言い回しではないか、Google 検索などを使って確認する必要があるでしょう。

　紙での出版が主流の時代は、事前に編集者のチェックがかなり厳しく入っていたとのことですが、最近、特にウェブの媒体では変な英語がそのまま発表されることがふえているようです。特に、英語圏以外の著者が書いた論文に含まれている見慣れない表現は、安易にマネしないほうが無難です。

　まれに、ある英語の用語が使用されているか調べたくて Google 検索した結果、ヒットしたほとんどの論文の著者が日本人、という場合があります。日本が最先端を走っている分野なので日本人著者ばかりなのか、日本ローカルの言い回しなのか判断に迷うところです。ただ、実際にそういうことがある、というのは知っておくといいでしょう。

column 19

数字の書き方について

　英語の表現ではないですが、この数十年で変わってきたことの一つとして、数字の書き方があります。

　文中にでてくる一桁の数字はスペルアウトする（7ではなくsevenと書く）と習った人が多いと思います。今でも、英文校正でスペルアウトするように変えてくるネイティブがいますが、科学論文の場合は文中で一桁の数字をそのまま使っても基本的に問題ありません（投稿規定などで、そのジャーナルの方針としてスペルアウトするように決まっている場合は別です）。アラビア数字を使った方が明らかに読みやすいので、合理的な方に変わってきているということだと思います。

　ただし、文の最初の数字はスペルアウトするのが今でも一般的です。少し前に、プロのネイティブ翻訳者がメーリングリストで議論しているのを見たことがあるのですが、そこでの結論は「文中ではアラビア数字を使っていいと思うが、文の頭にアラビア数字が出てくるのは現時点では受け入れられないだろう。それよりも、文の最初に数字がこないように書き方を工夫しよう。」ということでした。ただ、同じような時期に、オーストラリア人の英文校正者が文の頭でも構わずアラビア数字を使っているのを見たことがあります。研究論文だったら文の頭に数字を使っても構わないという意見も一部にはあるのでしょう。

　英語の世界は広大です。正しいとされることが場所によって違うこともあるし、時代によっても変化していることは、知っておきましょう。

　ちなみに、数字が文頭に出てこないようにする工夫ですが、例えば以下がそうです。

Fourteen subjects were enrolled in the study and 12 subjects completed it.
→ Of 14 subjects enrolled in the study, 12 subjects completed it.

　どうしても数字が文頭に出てくることもありますので、そのときはスペルアウトします。

3-6　英文校正後の確認事項

　英文校正が終わって原稿が納品されたら、以下のポイントを確認します。可能ならば、早めに行った方がいいです。校正の場合、一人の担当者が一日に数本は論文を校正できますので、数日もたてば、どのような論文を校正したか記憶がかなりあやふやになってしまうためです。

● 確認のポイント

1．校正担当者からのコメントや質問があれば、できるだけ早く回答する
　2以降は時間が無ければ後まわしにしてもいいですが、これだけはすぐに行います。

2．校正箇所を確認して、まず、意味が変わっている部分がないか確認する
　校正者が意味を変えてしまうということは、比較的よく発生します。
　元の英語が不自然なため、こういう意味じゃないかと推測して変更したため意味が変わったことが分かる場合（つまり、著者としてもある程度納得がいく変更）もありますが、どうしてそんな変更になるのか、素直に読めばそうなるはずがないという、理解に苦しむ変更も時々発生します。一つ二つおかしな変更があっても、いちいち目くじらを立てず、「こういう意味で書いているのだけれど、変更内容はあっているのか」と質問しましょう。

　ちなみに、私が最近経験した例で下記のようなものがありましたが、この程度はよくあることですので冷静に対処します。内容は、査読者→論文著者に対するコメントです。元の英語があいまいだったのかもしれません。
例）「本研究の結果から、（今後）副作用を防ぐ方法を考察せよ。(Please discuss the procedures to prevent the side effect based on the result of this study.)」が英文校正後に「本研究の結果から、（本研究で）使用された副

作用の予防方法について考察せよ。(Please discuss the procedures used to prevent the side effect based on the results of this study.)」に修正されていました。こちらの意図を説明したところ、最終的には、「Please discuss the procedure that can be used to prevent the side effect based on the results of this study.」となりました。

　ネイティブ校正者でも間違いはありますが、違和感がある校正でも、そのジャーナルでは通常と異なるルールになっているのでそうしたなど、説明を開けば納得できることもよくあります。

　比較的軽い疑問が1～2か所あるという状態をこえて、意味が間違った方向に変わっている箇所が多かったり、勘違いにしてはひどい変更がある場合など、英文校正全体の品質が不安な場合は、その英文校正会社の窓口に、疑問に思う箇所を列挙して、「この英文校正者では内容が不安なので、他の方に校正内容の確認をしてもらうようお願いしたい」と依頼しましょう。疑問に思う箇所について、色を変えるなど分かりやすく表示して、疑問の内容も記載します。疑問に思う部分が多すぎる場合は、何か所か具体的に示して、その他にも多数あるという書き方をします。
　ただ、「おかしいから全部見直せ」と要求してはクレーマーのように見えてしまいますし、どこに問題があると思われているか分からなければ、校正の担当者の方で、理由があってそうしている場合でも説明できませんので、疑問点ははっきり説明しましょう。

3．投稿規定に合っていなかった場合の確認をする

　もし投稿規定に合ってない部分があれば、「ここが投稿規定に合っていないので、全体を見直してください」、と依頼します。投稿規定に合っているかどうかの確認はそれほど時間がかかるものではありませんので、複数不備が見つかった場合には全体を再確認するよう依頼しましょう。

4．請求書の内容を確認する

請求書も納品と同時に発行される英文校正会社が多いと思いますので、請求の費用が見積もりとかけ離れていないか確認します。

いつもお願いしている英文校正会社に校正をお願いしたところ、その会社が新しくはじめた高額なサービスの請求が来て驚いたことがあります。先方の勘違いだったのですがこのような間違いが発生することもありますので、料金が大きく違っていないか程度は確認した方がいいです。

3-7　英文校正後の内容の変更について

英文校正が終わった後で、ジャーナルに提出する前に追加の変更が発生する場合があります。その時は、変更箇所がはっきり分かるようにしたうえで、再度同じ担当者で英文校正してもらうことを強くおすすめします。

特に、Abstract、Introduction、Discussion については、「必ず」変更後の文章を再校正してもらうべきです。他の英文校正済の文章から追加したい英文をコピーしてきた場合でも、「一つの文章として取り出して見たときに正しい英語である」というのと「その論文のその場所に適切である」というのは違います。その論文の他の場所と書き方に統一がとれているかなど、考える要素がたくさんありますので、よほど英語に自信がある場合以外、Abstract、Introduction、Discussion など全体の印象に与える影響が大きい部分については、必ず変更後に再度校正をしてもらうようにします。

Materials and Methods や Results などについては、時間がなければ校正しないという選択肢もあり得ると思いますが、その場合は、同じ論文中の他の部分と表現をそろえるよう気をつけましょう。

column 20

英文校正でたくさん修正された英語は下手か？

英文校正の結果はテストの採点とは違いますので、修正が多かったから間違いが多かったとは限りません。実際に、元の英文が分かりやすく理解しやすいからこそ、より良くするために多くの修正を行うことができる、という場合もあります。以前、素直な読みやすい英文を書かれている先生が、校正箇所が多くてがっかりされたのを見たことがありましたが、これは逆で、元の文が読みやすいからたくさん改善ができたのです。

逆に、論理展開に問題があって何をいいたいのか分からない、という論文の場合、英文校正者は一文一文が文法的にあっているかどうか、という点しかチェックしないしできませんので、かえって校正箇所が少なくなる場合があります。

校正で真っ赤になったから元の英文が悪いとか、直しが少ないからいい英文であるということは無い、ということです。

論文英語の書き方―実践編

4-1 英文ライティングについて

　より読みやすい英語論文を作成するための、実際の英語の書き方について説明します。実践編としましたが、難しい話ではなく、英文ライティングのテキストには必ず載っている内容です。経験によって誰でも体得できるレベルですので、今後、以下の内容を意識して論文を書くことで、英文を改善できるでしょう。

　英文の書き方について細かく説明する場合、さまざまな例文をあげて解説を加えることが多いですが、実際問題、あまり興味がない英語の例文をたくさん読むのは苦痛ですし、自分と異なる分野の例文はあまり役に立ちませんので、本書では例文は最小限にしています。
　実際に論文を書くときに使える例文については、第8章の参考図書に、例文集として使える書籍をあげていますので、参考にしてください。

4-2 読みやすい英文を書くための原則

　以下の原則を守ると文が読みやすくなります。
1. 文を短い文に分割できるときは、そうする
　どんなときでも限界まで短くした方がいい、というわけではありませんが、文を分割しても内容的に問題なければ、長い文は分割して短い文章に分けてしまった方がほとんどの場合で読みやすくなります。

文を読んでいて、一文が長すぎて意味が分かりにくいと思うことはありますが、逆に短かすぎて意味が分かりにくいと思うことはあまりありません。

2．同じことを書くなら、できるだけ短く端的な書き方にする

具体的な方法としては、以下のようなものがあります。

　A．受動態はできるだけ使わない
　B．名詞よりも動詞を使う
　C．不要な語を省く
　D．より短い表現を使う

以下、個別に見ていきます。

A．受動態はできるだけ使わない
　　これは、どのライティングのテキストにも載っているポイントです。
　　能動態と受動態のどちらでも書ける場合は、能動態で書きます。

例1

　　○能動態：We studied the effect of drug and found that…
　　△受動態：The effect of drug was studied and it was found that…
　　数十年前に論文の書き方を習った方は、上記の例では受動態の書き方がいいということになっていたと思いますが、最近は能動態の書き方が推奨されます。

例2

　　○能動態：This study evaluated the relationship between body weight and diabetes.
　　△受動態：The relationship between body weight and diabetes were evaluated in this study.

B．名詞よりも動詞を使う
　　言葉だけでは何のことか分かりにくいですが、例を見ればすぐ分かると思

います。

「研究（＝名詞）を行った」より「研究した（＝動詞、研究する）」と言う方が単刀直入な表現になりますね。

例1

　　○動詞：Drug A was <u>studied</u> in diabetic patients.
　　△名詞：<u>Study</u> of drug A for diabetes patients were performed.

例2

　　○動詞：We <u>assumed</u> that
　　△名詞：We made an <u>assumption</u> that

C. 不要な語を省く

　　無くても意味が変わらない語は省きます。

例1

　　手術を行った：× surgical procedure was performed
　　　　　　　　→　○ surgery was performed
　　　　　　　（surgical procedure と surgery はほぼ同じ）

例2

　　過去の病歴：　× past disease history　→　○ disease history
　　　　　　　（病歴といえば過去のものに決まっている）

D. より短い表現を使う

　　take part in → participate
　　take into consideration → consider
　　due to the fact that → because

3．文の構造をそろえる

例を見るとすぐ分かります。

○そろっている：

Blood pressure was measured and renal function was examined.

△そろっていない：

Blood pressure was measured and we examined renal function.

日本語だとこんな感じです。

○そろっている：

術後に、体重を測定し、患者満足度を質問票で評価した。

△そろっていない：

術後に、体重測定を行い、患者満足度は質問票で評価した。

4．その他、英文ライティングの原則

時制について

・Methods や Results は実際にそうしたことの記録ですので、過去形です。
・Discussion などに記載する「この研究で分かったこと」は現在形です。
つまり、「運動不足と心血管疾患の関連を研究した（過去形）ところ、関連性があるという結果がでた（過去形）。すなわち、運動不足と心血管疾患は有意に関連する（現在形）。」という時制の関係になります。
・表や図などから読み取れることは、現在読み取れるので、現在形です。
Table 1 shows difference between groups. であって、Table 1 showed ではおかしいです。

程度の表記

・確かさの程度が高いものから低いものへ以下の順となります。

certainly → probably → possibly

・重症度の程度は症状の重いものから以下の順です。

serious → severe → moderate → mild

4-3 英語論文ライティングの学習方法について

　英文のライティングの代表的な学習方法を以下にあげますので、さらに美しい英文を目指す場合の参考にしてください。いきあたりばったりに学習するのでも悪くありませんが、時間は限られていますので、どんな方法があるか一度考えた方が効率的です。

1．上手な人に添削してもらう
　添削指導してもらうのが、一番確実に高いレベルの英語のライティング能力を身に付ける方法です。ただ、教師役に適した人を見つけるのが難しい場合が多いでしょう。次善の策として、英文校正を通信添削がわりに使うという手段もあります。その場合は、できれば校正者を指定していつも同じ人にやってもらう方がいい結果を得られるでしょう。

2．参考書を読む
　英文の書き方について、ごく基本的な部分は本書に記載しましたが、英語論文の書き方については多くの参考書が出ていますので、1、2冊ではなく、数冊以上流し読みして、気に入ったものを深く読みこむことをおすすめします。著者の経験によって焦点があたっているポイントがかなり違いますし、読みやすさにも相当な違いがあります。1、2冊しか読まずに、たまたま自分にあわないテキストだけ読んでしまうと無用な苦手意識を持つことになりますので、とりあえず数冊は買ってみましょう。

　推薦できる本について、第8章に書いていますので参考にしてください。本屋に行っても、多数ならんでいることはまれです。研究室や図書館に10冊程度そろえておくことができれば、その中で気に入ったものを購入できますので、研究室を主催している先生方は一考していただければと思います。

3．見本となる英語論文のマネをする

　自分が美しいと思う論文の、書き方のマネをします。時間はかかりますが、一番実行しやすい方法ではないかと思います。具体的には、気に入ったセンテンスをファイルにコピーしておいて、自分が論文を書くときに見返します。また、論文全体が気に入った場合、いいと思う文に蛍光ペンでしるしをつけるなどしたものを、一定の場所に保管しておくといいでしょう。

　なお、手術手技の書き方については、英語の教科書の表現を真似することが推奨されています。

4．セミナーを受講する

　国内でも英語論文の作成方法についてのセミナーが時々開催されています。貴重な情報が入手できることが多いので、機会があれば参加するといいです。

5．English writing のクラスを受講する

　海外の大学の講義をウェブで、しかも無料で受講できる講座がたくさんあります。 Stanford academic writing 　 web academic writing などで検索してみてください。

　科学英語の書き方の講座であることを確認してください。医学に特化したものもあります。受講するのに、たくさんの時間は必要としないものが多いようですが、一人で続けようとするとそれなりに大変で、私は何回か途中で挫折しました。仲間と一緒に受講するといいと思います。

6．海外の短期講習コースに参加する

　ある程度実力がついたら、3日間集中ライティングコースのようなものが、海外の大学で開催されていますので、気晴らしをかねて参加するのもいいでしょう。ハーバードなど有名大学でも開催されています。

5 英語のスタイルに関するルール

5-1 スタイルとは何か

　スタイルと言っても、何のことか分からない方が多いと思いますが、広くは、英語で文章を書くための約束事全般や、より伝わりやすい英文を書くために守るべきことを指します。そのため、場合によっては、本書の第3章や第4章に書いた内容もスタイルと呼ばれることがあり、そういった全般的な書き方については、英語圏では「Manual of style」といったタイトルで解説本が多数でています。本書では少し狭い意味でスタイルという言葉を使い、日本人ができていない英文ライティングの基本的なポイントをスタイルと呼んで以下に説明します。

　本書で記載しているスタイルは、かなり基本的なもので「、」や「。」の使い方に近い内容です。英語圏では常識であり、普通の研究者が間違えることは、ほとんどないはずです。こうしたことを教わる機会がなく、多くの日本人がちょっとはずかしい英文を書き続けている今の状態は、問題ではないかと思っています。
　英語の教科書を5ページほども増やせばカバーできる内容ですので、もし今の教科書にまだ載っていないのなら、ぜひ載せてほしいものです。

　では、以下でスタイルについて、問題を出しますので、回答を隠して問題を解いてみてください。
　ルールの数は多くありませんので、この際、暗記してしまいましょう。

なお、より詳しく知りたい場合は、AMA（American Medical Association）manual of style のサイトにクイズがあります。"AMA manual of style" "style quizzes" で検索してみてください。そのサイトで STYLE と書いてある場所以下がスタイルに関するクイズです。

5-2 単位やカッコと、その前後のスペースの関係

以下代表的なものを問題としてまとめましたので、確認してください。

問題A 正しいものを 2 つ選べ

500mL
500 mL
50%
50 ％

問題B 正しいものを選べ

blood pressure（BP）
blood pressure(BP)
blood pressure（ BP ）

問題C 正しいものを 2 つ選べ

Fig 5
Fig.5
Fig. 5
Fig．5
Figure. 5
Figure 5

5 英語のスタイルに関するルール

問題D 正しいものを2つ選べ

n=5
n = 5 （イコールの前後にスペース）
25±10
25 ± 10 （±の前後にスペース）

問題E 正しいものを選べ

Parameters are as follows: height and weight
Parameters are as follows : height and weight

回答解説

問題A

正解は500 mL と50%です。

・数字と単位のあいだは半角スペースを空けるのが標準です。
10 mg、10 µL などです。（リットルはlとLでは、Lの方が一般的です）
mg/mL なども同じです。（50 mg/mL など）
・スペースを空けない方が例外ですので、そちらを記憶しておきましょう。
「％」「°」「℃」などです。（10%、10°、37℃）

問題B

正解は blood pressure（BP） です。
pressure と（BP）のあいだはスペースを空けて、カッコと中身はスペースを空けずに一つの単語のように扱います。これは、こういうものだと覚えてください。

問題C

正解は Fig. 5 と Figure 5 です。
Fig. と 5 のあいだはスペースを空けます。Fig. のピリオドは、Figure を略し

ているという意味で min. のピリオドと同じです。
文末に書く普通のピリオドと使い方は同じで、ピリオドの後に一つスペースを空けます。

問題D

正解は、n＝5 と 25 ± 10（それぞれ前後にスペース）です。
＝、＞、± などの前後にはスペースを空けるのが標準です。
＊ただし、単語数を減らすために、わざとスペースを空けずに記載する場合もあります（「25 ± 5」は3単語だが「25±5」は1単語）。これはジャーナルによって可否が分かれます。

問題E

Parameters are as follows: height and weight　が正解です。
コロン（:）やセミコロン（;）は前はつめて、後ろを空けます。ピリオドやカンマと同じです。よく、表などでコロンの前を大きく空けているものを見ますが（例「Weight ： 49kg」）、ネイティブには違和感があるらしく、「日本人がよく使うあの浮いている（floating）コロンはなんだ？」と質問しているのを見たことがあります。

> **column 21**
>
> ### スペースの間違いについて
>
> 　日本人は、前述のようなスペースの使い方が間違っている方がとても多いですが、これは習っていなければできなくて当たり前です。論文等で正しいスペースの使い方をたくさん見ているはずですが、日本語ではスペースを空けるという行為をしないため、まったく意識することがなく、そのため改善されないのでしょう。
>
> 　日本語と同様、文章を書くときにスペースを空けない言語である中国語を母語としている人たちも、日本人とよく似たスペース無視の英文を書く場合が多いです。
>
> 　意識していない限り、目の前にあるものでも見えないことがあるという例として興味深いです。逆に言えば、少し意識さえすればこうした間違いは根絶できますので、さっさと直してしまいましょう。
>
> 　日本人の多くがかかえるこの問題点を解消しようという動きが、でてこないように見えるのは不思議なことと思っています。学校で教えるようになっているといいのですが、最近はどうなのでしょうか。

5-3　コロン、セミコロンについて

　コロン（:）とセミコロン（;）を上手に使えると文が読みやすくなります。
　文を切断する力が強い順に、ピリオド（.）＞コロン（:）＞セミコロン（;）＞コンマ（,）となります。よく、コロンはイコール（: と＝は形も似ている）、セミコロンはアンドと考えよう、という説明を見ますが、実用上はその理解で問題ありません。

> **使用例**
> 1．The following parameters were measured: blood pressure, weight, and body mass index.
> 2．The following parameters were evaluated: blood pressure; improvement in nausea, fatigue, and anemia; and the time to relief.

測定項目や結果を列挙するときに、上記枠内の2の例のようなセミコロンの使用法を知っていると役立ちます。

5-4　略号の使い方

略号の使い方も、多くの日本人著者が間違ってしまうポイントです。

以下に略号に関する基本ルールを説明しますが、「略号を使うのは文章を読みやすくするためである」という点を理解していれば、法則性が分かりやすいと思います。

● 略号の使い方のルール

A．**略号はそれを使うことで論文が読みやすくなる場合だけ、最小限使用する**

これが大原則です。使い方にもよりますが、新しい略号は一つの論文で2、3種類までが適正です。その略号の意味が常識であるという場合（CTやMRIなど）以外は、その略号の意味を読者が覚えることは読者にとって負担となりますので、略号の数は少ない方がいいのです。

例えば、高体重群（high body weight group）をHBW groupと略してしまうと、読者が意味をわざわざ覚えなければいけませんので通常は使わない方がいいでしょう。論文全体を見たときにその方が読みやすくなる、という場合以外は使わないようにします。

ただし、読みやすさとは別に、制限単語数ぎりぎりだから、HBWを使っ

て単語数を減らす場合などはありえます。
また、1〜2回しか出てこない用語は略号を使用しません。

B. その論文中で略号をはじめて使う場合は必ずフルスペルを記載する

初出時は computed tomography（CT）のような書き方をします。（逆の CT（computed tomography）ではありません。）また、一度上記のように略号を定義したら、その後は略号を使用します。略号とフルスペルの単語を混在させると、異なった内容を指していると読者が誤解する可能性があるからです。

これは、CT のような誰でも知っている単語でも基本的には「必ず」です。例えば、CT という略号は医学用語だけでも celiac trunk（腹腔動脈）、carpal tunnel（手根管）等々、非常に多くの言葉の略号として使われており、定義することが必要です。

ただし、ジャーナルによっては使っていい略号が指定してある場合がありますので、その場合はいきなり略号を使用しても大丈夫です。例えば、画像診断の専門誌では CT は定義せずに使っていいルールになっていたりします。

無条件にフルスペルの表記なしで使える例外は、DNA、RNA ぐらいです。これらは逆に、deoxyribonucleic acid とか ribonucleic acid と書かれると何のことか分からないですね。

C. タイトルでの略号の使用については、投稿先のジャーナルで先例を確認

略号は通常、意味を定義してから使用するため、タイトルでは使用しません。ただし、この点については最近変わってきており、略号でも誤解する可能性がなくその方が読みやすいなら、略号が使用されるジャーナルも出てきています。

投稿予定のジャーナルの先例を確認しましょう。

D. Abstract では、基本的には使用しない

　Abstract は短いので、同じ用語が何度も繰り返されることは少ないため、略号は原則使用しません。例外的に、Abstract 中で同じ用語が数回繰り返される場合や、群間比較をする研究でスペルアウトすると群の名前が長くなりすぎる場合など、略号を使う場合があります。略号をもし Abstract と本文両方で使う場合は、それぞれの初出時に定義します。（Abstract で定義した場合でも、本文の初出時にはもう一度定義します。）

5-5　アメリカ英語とイギリス英語について

以下のような違いがあります。

アメリカ英語	イギリス英語
A, B, and C	A, B and C
He said, "It was cold."	He said, "It was cold".

　つづりがいろいろ違うのもご存知と思います（アメリカ center、イギリス centre など）。原則として投稿する雑誌に合わせるようにしますが、その論文内で統一されていれば、さほど気にする必要はありません。

5-6　全角文字問題

　漢字などアルファベット以外で字数の多い文字を使う国特有の問題として、全角文字＝2バイト言語の問題というのがあります（詳しいことを知りたい方は 2バイト言語 というキーワードで検索してください）。同じアルファでも全角と半角では α と α のように見た目も違います。

　全角文字を使ってしまう可能性が高いのは、次のようなものです。

5　英語のスタイルに関するルール

ギリシャ文字	α、β、μ など
計算記号	±、>、<、=、≧、≦
ローマ数字	Ⅰ、Ⅱ
丸数字	①、②
かっこ	（　）
スペース	英語入力と日本語入力では、スペースの大きさがだいぶん違います。

　実用上は、英語は半角文字だけど、日本語は全角文字であることで問題が生じる場合がある、という程度に理解して、意識して全角文字を使わないよう心がければ充分です。一番よく起こる問題は、文字化けで、ローマ数字や丸数字でよく見られます。

ギリシャ文字などの半角での入力方法
　半角の入力方法ですが、Word の場合、「挿入」メニューの「記号と特殊文字」を選択すると、以下の画面が出てきます。

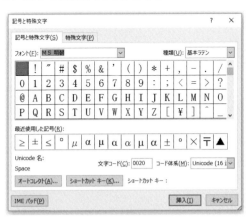

　ここで、使っている英語のフォントを選択したあと、入力したい文字を選択

111

してから「挿入」をクリックすると入力されます。

　ただし、毎回この方法をとるのは面倒です。単語登録するか半角文字を集めたファイルを作っておいて、そこからコピーしたらいいでしょう。単語集のファイルの一番始めにでも入れておけば便利かと思います。

　英文校正に出せばほとんどの場合ちゃんと直してくれると思いますが、気をつけるようにしましょう。

一度に、全角を半角に変える方法

　「文字種の変換」という機能を使うと全角文字をいっせいに半角文字に変更できて便利です。これは Word のバージョンによってやり方が違いますが Google で 文字種の変換　Word2013 （2013のところは自分の Word のバージョンを入れる）で検索します。

　以下のようにして、全体を半角に変えます。

1．ファイルすべてを選択する（Ctrl と A で全体が選択できます）。
2．「文字種の変換」機能で、文字を半角にする。

5-7　図で使う英語表現など

　図の中での場所の表し方を説明します。

　上下は Upper と Lower、左右は Left と Right、真ん中は Center です。

Upper left		Upper right
	Center	
Lower left		Lower right

5　英語のスタイルに関するルール

同じ真ん中でも下図のように行または列の真ん中なら Middle です。

Upper
Middle
Lower

Left	Middle	Right

図が分割されているときは、Panel を使います。

下図では、The cat is in the upper right panel. です。

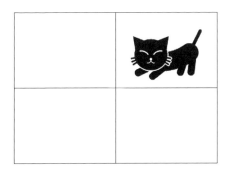

表で使われる他の英語表現として以下のものがあります。

→	arrow
➤	arrowhead
○	open circle
●	solid circle

❻ 投稿からアクセプト（またはリジェクト）までの流れ

論文の投稿からアクセプトまでのおおよその流れは以下のとおりです。

1．投稿先を決める

まず、投稿前にどのジャーナルに提出するかを決めます。原則は、「そのジャーナルの読者層＝論文を読んでほしい読者」という等式が成り立つジャーナルということになります。よく分からない場合、自分の論文の参考文献にたくさん引用されているジャーナルをまず検討しましょう。

2．投稿→査読

投稿の方法は、ジャーナルのガイドラインに書いてあります。郵送またはウェブサイトから電子データで投稿します。

論文を投稿すると、まず編集者が内容を確認して、査読者（レビュアー、レフェリーとも呼ばれる。その分野を専門としている医師、研究者）に査読を依頼します。

この段階で、編集者の判断でリジェクトされる場合もあります。

同じ論文を2つのジャーナルに投稿する二重投稿は多くのジャーナルで固く禁じられていますので注意してください。「すでにジャーナルに発表されている論文をもう一度投稿」したり、「2つのジャーナルに同時に投稿して、片方がアクセプトされたら他方を取り下げる」という行為は不可ということです。同じ査読者に査読が依頼されればすぐにバレますし、自誌で著者が投稿を取り下げた論文が他誌に掲載されているのに編集者が気づけば、ブラックリストに

載るでしょう。

　ただし、学会の予稿集に掲載された内容を論文として投稿することは原則として問題ありません。また、すでに掲載された論文でも、「過去に掲載済みのジャーナルと、掲載を希望するジャーナルの両方が承諾すれば」、再度の掲載も可能なようです。日本語誌に掲載された論文を英語誌に掲載したい場合もあると思いますので、その場合は可能かどうか、直接ジャーナルに確認してみてください。

3．査読者による内容の審査

　査読者は、中堅以上の医師、研究者が多く、非常に忙しい人たちが査読をしている場合が多いです（引退したその分野のベテランの場合もあるようですが）。査読者は論文の内容が新しく、意義があるかどうかを判断し、さらに内容に欠けている点や疑問点があれば、著者に質問します。

　投稿された論文と専門分野が近い査読者に依頼が行くわけですが、医学研究のすそ野は非常に広く、査読者の専門と論文の内容がぴったりあっていない場合もあります。そうなると、正直なところ査読者にはその論文の細かい意義などよくわからない、ということになりますが、そういうケースも意外とあるようです。その場合、論文が論理的な説得力を持って書かれていれば採用になります。つまり、「主張がはっきり分かり」「主張の意義がしっかり説明されていて」「その主張を裏付けるための研究手法や論理展開に問題が見当たらない」と査読者が納得すれば採用です。

　一方、査読者の専門分野と論文の内容が一致している場合は、研究内容の詳細に関するコメントが多くなります。

4．ジャーナル→著者へ査読結果（revision request 等）の送付→査読結果への対応

　論文を投稿して、いきなりアクセプトされることはほとんど無く、多くの場合で査読者からのコメントか、リジェクトの通知が届きます。査読者のコメン

トが帰ってきた場合でも、「これらのコメントに対して対応すればアクセプトできる」という記載のある、アクセプトの可能性が高いと分かるものもありますし、そういう記載は特になく、疑問点だけを列挙したものもあります。

それぞれについて対応を見てみましょう。

リジェクトされた場合：

あっさりあきらめて次の投稿先を探すのがいいでしょう。ただし、査読者のコメントが明らかに公平を欠く、または自分の論文をきちんと理解できていないと判断できるなら、理由を明解に説明して他の査読者に査読してもらうよう編集者に要請することも可能です。

肯定的なコメントが入っているなどアクセプトの可能性が高い場合：

各コメントに対応して提出します。指摘されている点すべてに対応していることが必要です。なにもかも、査読者に言われたとおりにしなければいけないということはありません。査読者のコメントが間違っていて、指摘されたような修正が不要であったり、対応が不可能な場合はそれを説明することも可能です。

対応困難な追加要求があった場合、「それをした方がいいとの指摘はもっともだが、実施は難しい。しかし、それを行わなくてもこれだけの意義がある。」と説得力のある説明ができるようならそれで受け入れられる場合も多いようです。しかし、いずれにしても指摘されている点すべてに、何らかの回答を返すようにしてください。

もちろん、査読者も間違ったコメントをしてくることがありますが、相手が間違っている場合に、説得するのも社会人としてのスキルですので、淡々と対応しましょう。

リジェクトとも、修正すればアクセプトするとも書かれていない場合：

まずコメント内容を見て、対応可能かどうか判断します。対応可能な場合は、上記のアクセプトの可能性が高いコメントがあった場合と同様の対応を行います。

そのジャーナルにアクセプトされるようさらにねばるかどうかは、査読者の

6　投稿からアクセプト（またはリジェクト）までの流れ

コメント内容を見て判断することになりますが、そのジャーナルに説明を試みるにしろ、他のジャーナルで再挑戦するにしろ、査読者のコメントには、専門家としてジャーナルに認められた研究者が考えたことが書かれています。通常そのようなコメントをもらう機会はめったにありませんので、よく検討して論文の改善に役立てましょう。

以上、査読者コメントへの対応の基本的なことを書きましたが、実際の査読の内幕について詳しく知りたい方は、論文の編集者や査読者による英語医学論文作成本がありますので、そういう書籍を参考にしてください。第 8 章の参考図書にもあげてあります。

● 査読者からの「ネイティブチェックをしてください」とのコメントについて

まれに、ネイティブチェックをして投稿した論文に対して、査読者から「英語に問題があるので、ネイティブにチェックしてもらってください」というコメントが入る場合があります。翻訳会社に勤めているときに、ネイティブチェックをした原稿に対して査読者からこういったコメントが入ってクレームになることがたまにありました。

実際の対応としては再度校正してその証明書をつければいいでしょう。

その英文校正をお願いした会社に、もとの英文校正に問題がなかったか、相談してみましょう。率直に、英文校正の内容を再チェックしてほしい、そして、最初の英文校正に問題があったなら訂正してほしいし、問題ないと判断するならその旨、証明書を書いてほしい、とリクエストします。ネイティブによる英文校正をしたという証明書を発行してくれる会社が多いので、再提出するときにはそれをつけると説得力が増します。

ご参考までに、きちんとネイティブチェックをしたはずなのに英語に問題があるとコメントが来た場合、どうしてそういうことになるのか説明します。

以下の３つのケースに分かれます。

A．本当にもともとの英文校正に問題がある場合
　その英文校正の担当者が経験不足だったり、非常に忙しかったりすると実際に発生することがあります。英文校正での問題発生を避ける方法については、英文校正の依頼の仕方で詳しく書いています。

B．査読者に問題がある場合
　英語ネイティブではない査読者が、１、２か所違和感がある表現が使われているのを見て、「この英語には問題がある」としてくる場合もままあります。以前、査読者からの指摘を校正したネイティブに伝えたところ、「この査読者は何か所も英語を間違っているし、ネイティブとは思えない。この人に英語がどうのと言われたくない。」というコメントを返されたことがあります。とはいえ、こういう場合も何らかの対応をしなければなりませんので、どこがおかしいと思うのか具体的に指摘があれば英文校正会社に説明してもらい、はっきりしない場合はいろいろ考えるよりも、再度英文校正を受けて証明書をもらう方が話が早いと思います。

C．元の論文の文章に問題がある場合
　先生方には非常に言いにくいことですが、日本語の論文を翻訳していて、これは査読者に英語をなおせと言われるのではないか、と予想できることがあります。
　どういうことかというと、元の論文を読んでいて「何を言いたいのかよく分からない」のです。査読者がこれは何を言いたい論文か分からん、と思ったときに「英語を見直せ」とコメントしてくることもたまにあるようです。本当は、文章全体を見直せと言いたいのだと思うのですが、それを言って詳しい説明を要求されたりすると面倒ですので、英語を見直せとコメントすることになるのでしょう。そういう場合に、「先生の論文は率直

に申し上げて読解し難いです。」とは、翻訳会社や英文校正会社の立場としては、なかなか言えないものです。

本書の第2章、第3章を参考に文章をご確認いただければ、そうした事態はかなり避けられるはずです。

> ## column 22
> ### 研究の不正について
>
> 　上記の査読のところで、「主張がはっきり分かり」「主張の意義がしっかり説明されていて」「その主張を裏付けるための研究手法や論理展開に問題が見当たない」と査読者が納得すれば採用、と書きましたが、これだと上手にうそをつけば採用されるということになるのではないか？　と思った方もいると思います。
> 　これはそのとおり、ということになります。
>
> 　ただ、事実自体は変わらないので、時間がたてば無いものは無い、あるものはあると明らかになっていきます。＊＊細胞は、あればあるし、無ければ無いのです。
>
> 　しかし、薬や治療の効果について、そういった不正があった場合、いずれは虚偽であることが明らかになっていくとしても、それまでに被害にあう人がでてしまいます。
>
> 　研究者が論文でデータ不正を働くことは、製薬会社が治験データをねつ造するのと同様に許されないことです。故意の不正はもちろん、データ処理上のミスで誤った結果を発表した場合も影響は同じですので、正しい研究結果を発表するべく、細心の注意をはらいましょう。

翻訳者のテクニック集

ここでは、実際に翻訳をする上で役に立つテクニックをまとめました。

ひとつひとつは簡単なものが多いですが、知っていると知らないとでは長い期間では大きな差を生じると思います。難しいものはありませんので、この本の横でパソコンを立ち上げて、実際に手を動かして覚えてしまってください。

7-1 単語帳、例文集を作る

単語帳は必ず作った方がいいです。専門用語でも思いのほか忘れてしまうものですし、翻訳を依頼するときに単語帳を提供すると翻訳者が翻訳に集中できるので、より丁寧に訳してもらえる可能性が高くなります。

作り方は非常に簡単です。Word で、日本語→英語（または逆）の順番で入力し、あいだにタブを入力すれば OK です。

こんな感じです。

| 等信号 | intermediate signal |
| 固定スクリュー | rigid screw |

非常にシンプルで愛想ないですが、普通はこれで充分です。日本語と英語のあいだはスペースを入れるのではなく、タブ（キーボードの左上に Tab というキーがあります）を入れた方が文字の先頭が揃うので見た目がきれいです。

つい「エクセルで作成してアルファベット順（または50音順）にならべて」、など作りこみたくなるのですが、実際に単語を調べるときは検索機能を使いますので、五十音やアルファベットの順番にならんでいる必要はまったくありま

せん。また、エクセルファイルの場合、検索の最後まで行ったときに何も表示が出ずに最初に帰ってしまう、という欠点があるので、Word などのワープロソフトの方がいいです。

　私の場合は複数の先生の翻訳をすることがありますので、どの先生で使ったかや調べた日付の情報も入れていましたが、自分専用の単語帳には必要ありません。

　表の機能を使ってもいいですが、通常は表にする必要はないでしょう。また、後から表にしたくなった場合、Word の機能で一括で表にできます。

　例文集は、単純に、使えそうな表現を Word のファイルに貼り付ければそれで OK です。余力があれば、日本語の説明をつければ後で検索しやすいでしょう。論文の中のどのパート（Introduction か、Methods かなど）からコピーしたかわかるようにしておけば、後で探しやすいです。ファイル上で、Introduction、Methods などでパートを分けておいて、そこにコピーすればいいでしょう。

column 23

ファイルやフォルダの管理について

　特にたくさんのデータを扱う先生は、ハードディスク内のフォルダやファイルがごちゃごちゃになってしまい、困っている方もいらっしゃると思います。情報の整理法については、情報管理術の本を何冊か読まれるのをおすすめします。パソコン雑誌で特集されている場合もありますので、見かけたら読んでみるのもいいでしょう。

　ひとつ簡単にできるテクニックをご紹介しておきます。
　ファイル名やフォルダ名の最初に、並べたい順に数字または日付をつけると、希望の順番にファイルやフォルダを並べることができ、便利です。例えば、論文作成にかんするファイルのなかで、単語リストファイルが一番上に来てほしい場合は「1_単語リスト」や「01_単語リスト」というファイル名をつけます。フォルダ名についても同じです。
　また、「2016.02.04_＊＊の研究」「＊＊の研究_2016.02.04」などファイルやフォルダ名に日付をつける方法もあります。日付順にファイルを保管しておくと、後で探しやすい場合が多いです。

column 24

Dropboxなどのオンラインストレージサービスについて

　DropboxやGoogleなどで、ウェブ上にファイルを保管してくれるサービスがあります。これは複数のPCで作業する場合や単語帳を共有したりするのに、たいへん便利です。

　利用する場合は以下の点に気を付けてください。
A．ウェブ上に保管したファイルは、特別な対策を行わない限り流出する可能性があります。大切な情報の場合、ファイル自体にパスワードをかけましょう。

B．まちがってファイルを消してしまう場合がありますし、ウェブ上のデータが消えてしまうという事故もあり得ます。定期的にバックアップを取ってください。

ウェブサービスには大きく以下の2種類があります。
・インターネット上にだけ、保管したファイルが存在するもの。
この場合、ネットにつながらないとファイルが見られないのがデメリットです。
・インターネット上と各 PC のファイルが同期されるもの。
Dropbox などはこのタイプです。具体的にどうなるかと言うと、
　1．Dropbox で自分のアカウントを作成する。
　2．PC に Dropbox のソフトウェア（無料）をインストールする。
　　　すると、自分の PC に Dropbox 専用のフォルダが作成される。
　3．そのフォルダ内にファイルを作成したり、フォルダ内のファイルを変更すると、自動で「PC の Dropbox フォルダ内のファイル」「ウェブ上の Dropbox」「Dropbox をインストールして、自分のアカウントを設定している他の PC 内の Dropbox フォルダ」でファイルが同期される。つまり、デスクトップ PC の Dropbox フォルダ内のファイルを変更すると、ウェブ上の Dropbox 内のファイルと、アカウントを設定したラップトップ PC 上の Dropbox 内のファイルが自動で変更されます。インターネットにつながっていない環境で作業した場合、次に PC がネットにつながった時に自動的に同期されます。複数の PC で作業していると、同期していないファイルを作ってしまう場合があり注意が必要です。（ある PC で作業してファイルを閉じ忘れ、他の PC で同じファイルを開いて作業した場合などです。）

7-2　スペルチェックは必ず行う

　英語で文章を書いたときに、単語のスペルを間違えているのはよろしくありません。日本語で漢字を間違えているのと、同レベルと考えていいです。
　英文校正でスペルミスはチェックしてもらえますが、あまりスペルミスの多い論文では校正者のやる気にもひびきます。漢字がぽろぽろ間違っている論文のチェックをすることを想像していただければいいかと思います。
　ワープロソフトにはスペルチェックという機能がありますので、その機能を使ってスペルミスのない状態で英文校正を依頼しましょう。
　では、具体的にスペルチェックの方法について、Word での方法を紹介します。Word はバージョンごとに操作方法が大きく変更されるため、ここに記載する方法と違う操作が必要な方もいると思いますが、自分のものと操作が違うようだと思われた場合は、検索キーワード スペルチェック　操作　Word2013 （2013のところは自分の Word のバージョンを入れる）で検索してみてください。
　また、Word 以外のソフトウェアでも、ワープロソフトならばほとんどのソフトでスペルチェック機能があると思います。もしスペルチェック機能が無いソフトウェアを使っている場合は、テキストを丸ごと一度 Word に貼り付けて、スペルチェックだけするという手段もあります。

◉ Word でのスペルチェックの方法

1．スペルチェック機能をオンにして、赤い波線が表示されるようにする
　　試しに、明らかに間違っている単語を入力して赤い波線が表示されるか確認します。例えば、spellll と入力して、下に赤い波線が表示されればスペルチェック機能はオンです。表示されない場合は以下の手順で表示されるようにします。
　　　1）「環境設定」を開く
　　　2）「文章校正」を選択

3）「自動スペルチェック」をチェック
　　4）「結果を示す波線を表示しない」のチェックをはずす
　以上で、英語のスペルにミスがある場合、赤い波線が表示されるはずです。

2．単語の登録を行う

　　1でスペルチェックをオンにすると、Wordに内蔵されている辞書との比較で、スペルの間違いが赤い波線で表示されますが、医学用語は内蔵辞書に入っていない単語が多く、正しい綴りなのに赤い波線がついてしまう場合が多すぎて初期状態では使い物になりません。単語を内蔵のスペルチェック辞書に登録することができますので、新しい単語が出てくるたびに登録することで、スペルチェック機能を有効活用することができます。以下、単語を登録する手順です。

単語登録の方法

　赤い波線の出ている単語の上にカーソルをおいて、右クリックをします。「無視」「すべて無視」「辞書に追加」（または単に「追加」）という3種類のメニューが出てきますので、今後も使用する単語の場合は「辞書に追加」を選択します。

＊「無視」を選択した場合は、その単語ひとつだけ赤い波線が消えます。「すべて無視」を選択した場合、そのファイル内だけ赤い波線が消えます（別のファイルを開くと、また赤い波線が表示されます）。

＊よく使う固有名詞（著者名、大学名）なども単語登録しておくと便利です。

<u>単語登録の注意点</u>

・間違った綴りの単語を登録しないように気をつける。

　間違った綴りを登録すると次からチェックがかかりませんので、「辞書に追加」をクリックする前に、必ず辞書サイトなどで登録する単語の綴りを確認します。もし間違って登録してしまった場合、すぐ気がつけば「編集」メニュー

の「元に戻す」機能で取り消すことができます。

　しばらくたって気づいた場合は、ユーザー辞書を編集することで修正することができます。方法は Google で Word ユーザー辞書 編集 で検索してみてください。

・登録する単語の最初の文字は小文字にする。
　例えば、Spine を登録するのに、最初の文字を大文字とすると、固有名詞として登録されます。つまり、最初が大文字の Spine は登録されますが、最初が小文字の spine は登録されていないという結果になります。そのため、一般名詞は単語の最初を小文字にして登録します。
　もちろん、固有名詞の場合は頭を大文字で登録して結構です。

スペルチェックでは分からないミスについて
　例えば、data と date や flame と frame、sight と site などを取り違えると、どちらも正しい単語なのでスペルチェックでは出てきません。英文校正でネイティブが気づく場合がほとんどですが、自分でも気をつけるようにしましょう。英文校正のときにこうした間違いが訂正されているのに気づいたら、次から間違えないよう単語帳に記録しておきます。

緑の波線について
　Word の場合、赤い波線のほかに緑の波線も出ますが、これは文法的ミスを指摘する機能です。特に便利なのは、主語と動詞の単数複数の不一致を指摘してくれることです。間違っていないのに波線が出ることもありますので、どこが間違いか分からないときはあまり深く考えないようにしましょう。

医学用語の専用辞書について
　単語の登録をいちいちするのは面倒くさいと思われる場合は、医学用語のスペルチェック機能を強化するための専用辞書があります。医学単語　スペルチェック　辞書　Word で検索すると複数出てきますので、調べてみてくだ

さい。その辞書を Word に組み込めば、辞書に登録されている単語は赤波線表示されません。ただ、実際問題として一人の研究者が使う医学単語の数は通常それほど多くありませんので、その都度登録してもたいした手間ではないと思います。

7-3 Google で用語、用例を調べる

　Google の登場で、日→英の論文翻訳は劇的に変化しました。以前は辞書や参考文献などの資料を手元に持っているか、図書館が近所にあるなど、物理的に資料にアクセスできなければ論文の翻訳をするのは困難でしたが、今では、多くの用語や用例を Google の検索で調べることができます。

　かつては専門辞書を持っていなければ医学翻訳は不可能に近かったものが、現在はウェブ辞書と Google だけで翻訳することもできなくはありません。（とはいえ、専門家ならステッドマンなどのしっかりした全般的な医学辞書と専門分野の辞書は持っているべきですが。）

● 完全一致検索の方法

　Google で用語、用例を調べる場合、かならず知っていなければならないテクニックは完全一致検索のやり方です。内容としては「""で囲んだ文は、完全に一致した内容が検索される」ということです。言葉で説明すると分かりにくいですが、例を見ればすぐわかります。

　malignant cancer の検索で ""を使った場合と使っていない Google 検索を比較してみます。まず ""を使わず malignant cancer と入力して検索した場合、malignant と cancer がばらばらでもどこかに含まれるページが検索されます。ヒット件数はこの原稿を書いた時点で2,770万件です。

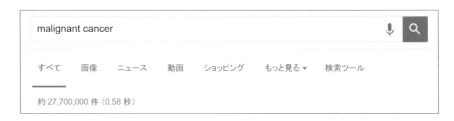

"malignant cancer" と入力して検索した場合、malignant cancer が一続きで含まれるページが検索されます。ヒット件数は33万2,000件です。

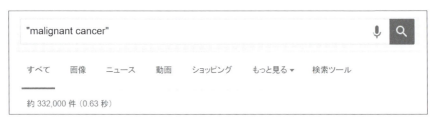

＊Google および Google ロゴは Google Inc. の登録商標であり、同社の許可を得て使用しています。

!) 注意

検索した組み合わせが1件もない場合、Google はそのフレーズの完全一致を解除して検索します。その場合、「"***" との一致はありません」というメッセージがでますので、間違わないようにしてください。例えば、架空の病気、BCD laughing fever を "BCD laughing fever" で完全一致検索した結果は以下のようになります。

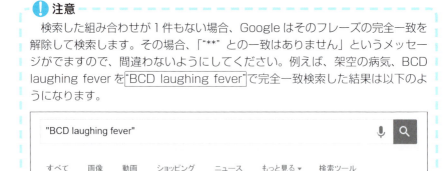

> ここで、89,900件ヒットしているのは、「BCD laughing fever」がひとかたまりで出ているページではなく、BCDとlaughingとfeverが入っているサイトですので、間違わないように注意してください。
> PubMedを使用した場合「一致はありません」の代わりに「Quoted phrase not found」というメッセージが出ます。

以下にGoogle検索の使用例を挙げます。

基本操作がわかれば、あとは自分でいろいろ工夫して調べていくことができますが、下記の使用例で使っているやり方が基本ですので、一度試して覚えてしまってください。

> **使用例1**：完全一致検索を使って、前置詞の使い方を調べる
> 「感染による発熱」はfever caused by infectionかfever caused from infectionかどちらでしょうか。
> "fever caused by infection" は9,870件のヒット
> "fever caused from infection" は4件のヒット
> で、明らかにcaused byが正しいことがわかります。

この方法は、ある用語が使われているか調べるのにも使用できます。検索してヒット数が多ければ、その用語はある程度使用されていると考えられますが、多いか少ないかというのはその用語がどの程度ポピュラーなものかによって変わってきます。特殊な病名などの場合は、500件もヒットすれば使われる表現だと判断できますし、一般的な言葉遣いの場合5,000件ヒットしても少なすぎで、より適切な用語がないか疑う必要がある場合もあります。

Googleの検索結果だけではなく、検索でヒットした各サイトの内容も必要に応じて見てみましょう。上位30件ぐらいを詳しく見るのはたいした時間はかかりません。

過去の経験では、数百件ヒットするので、まあ使われている英語表現なのか

なと思いながら各サイトを見てみたところ、使っているのはほとんど日本人だったということもありました。

> **使用例2**：完全一致検索では差が少ない場合は、情報を足して検索する
>
> 「癌に罹患した」が affected with cancer か affected by cancer か、検索してみました。
>
> "affected with cancer" は31万1,000件のヒット
> "affected by cancer" は47万8,000件のヒット
>
> affected with の方が少ないですが、それでも件数は2倍も違わないので、どちらも使えそうに見えます。ここでさらにより適切な表現がどちらかを調べたい場合、何の目的で書く文章かを考えて、一緒に使う単語との組み合わせが多いのはどちらかを調べます。
>
> もし書いている文章が癌による入院期間に関することだったら、hospitalization という単語と一緒に出てくる表現はどちらが多いか調べてみます。
>
> 「"affected with/by cancer" と hospitalization が含まれるページ」が以下のキーワードで検索できます。
>
> "affected with cancer" hospitalization は6万5,100件のヒット
> "affected by cancer" hospitalization は32万7,000件のヒット
>
> どうやら、hospitalization が関連している文脈では、affected by cancer の方が使われているようです。

> **使用例3**：ワイルドカード（*）を使用する
>
> 　例えば、affected と cancer のあいだに入るのが、with、by、in、for、on、of のどれか見当がつかない、というような場合、ひとつひとつすべて調べるのは面倒です。その場合はワイルドカード（*）を使用して検索します。
> 　"affected * cancer"
> で検索すると、affected と cancer のあいだにいろいろな語が入った検索結果が出てきますので、検索結果の上位50くらいをざっと見て、よく出てくる前置詞を調べます。それらが適切か、再度 Google 検索で確認します。

＊注意：ワイルドカードに入る語は、一単語とは限りません。「affected as the new cancer」なども一緒に検索されます。

> **使用例4**：特殊な用語の英訳を調べる
>
> 　自分の専門分野で専門用語の英訳をどうすればいいのかわからない、というケースは少ないとは思いますが、翻訳者が使う調べ方をご紹介しておきます。
> 　一番単純な方法は、「日本語と分かっている英語」を組み合わせて検索するという方法です。これも、具体例を見てみればすぐに分かると思います。
> 　例として、辞書でも調べられる簡単なものをあげますが、MRI の「T１強調画像」の英語表現を Google で調べるとした場合、画像の英語は image と予想できますので、それを組み合わせて、 MRI T１強調画像 image で検索してみます。

> **MRI画像の理解 - new 臨床便覧2016**
> taka-yuki.com/index.php?**MRI画像**の理解 ▼
> 中に「水」のようなものが入っていると想像してもらえばよく、**MRI**の「**T1強調画像**」では黒く、「T2強調画像」では白く、「フレアー画像」では黒く見えるように ... 病変一般は**T1強調画像**(T1weighted **image**)で低信号を示すので、高信号を示すと特異的信号といえる。
>
> **MRI:核磁気共鳴画像法 - Wikipedia**
> https://ja.wikipedia.org/wiki/核磁気共鳴**画像法** ▼
> 核磁気共鳴画像法(かくじききょうめいがぞうほう、英語: magnetic resonance **imaging**, **MRI**)とは、核磁気共鳴(nuclear magnetic resonance, NMR)現象を利用して生体内の内部の情報を画像にする方法である。目次 [非表示] 1 概要; 2 原理; 3 歴史; 4 画質; 5 利点・欠点. 5.1 利点; 5.2 副作用・欠点. 6 **T1強調画像**・T2強調画像; 7 **MRI**を用いた一般的な画像診断学; 8 核磁気共鳴画像法のいろいろ; 9 心臓**MRI**検査; 10 脚注 ...
>
> **T1強調画像 - Wikipedia**
> https://ja.wikipedia.org/wiki/**T1強調画像** ▼
> **T1強調画像**(T1きょうちょうがぞう、英: T1 weighted **image**, T1WI)は核磁気共鳴画像法(**MRI**)で用いられるスピンエコー法(SE法)で得られる画像の一種である。スピンエコー法ではTR (repetition time、ラジオ波パルスを与える間隔)、TE (echo time、ラジオ ...
>
> **[PDF] MRIの見方(単純MRI編)**
> https://shichijo.bizmw.com/Soft/CT_**MRI**_3.pdf ▼
> **MRI**では、発信された電波(信号)の強弱で白黒が表現されるため、黒い領域は低信号域、白い領域は高信号域と呼ばれている。4. 各種撮像条件. 以下に一般的に利用されている代表的な撮像法を紹介する。A) **T1強調画像**: T1 weighted **Image**. (T1WI).

　＊Google および Google ロゴは Google Inc. の登録商標であり、同社の許可を得て使用しています。

　すると、検索結果のどこかにそれらしい英語表現が見つかります。どうやらＴ１強調画像はＴ１ weighted image のようですので、候補が見つかったらその用語を完全一致検索で検証します。

　"Ｔ１ weighted image" で検索したところ、17万5,000件なので、これで間違いなさそうです。

＊検索結果を見ると、Ｔ１-weighted とあいだにハイフンが入っているものと、入っていないＴ１ weighted の両方があるのがわかります。この二つを Google 検索で区別する方法は無いようです。どちらがいいか判断するには、検

索結果で見つかったサイトを20〜30件ほど開いてみてハイフン有りと無しとどちらが多いか確認する、自分が投稿する予定のジャーナルではどちらが使われている方が多いかを見る、などの方法をとります。

余談ですが論文が単語数制限ぎりぎりの場合は、あいだにハイフンを入れてつなげると1単語とカウントされるので有利です。

応用例：特殊な語の英訳の調べ方

　MRI関連で「等信号」の英訳を調べたときの事例を記載します。用語の調査でここまで手がかかることは滅多にありませんが、用語を調べるテクニックをほぼすべて使った例です。5分もかかりませんので、一度、手順をなぞってみてください。

1. 等信号は＊＊ signal だと予想して、 MRI 等信号 signal で検索します。
   （実はここで、正解がでている Web 辞書がヒットするのですが、練習なので無視してください。初めて等信号を調べたときはこのサイトはヒットしなかったのですが、インターネット上の情報の変化は激しいです。）
2. 順番にサイトを開いて、各サイトを検索して signal のある部分を見ていきます。
   （等信号はなかなか見つかりませんが、高信号は high signal intensity であることがわかります。）
3. 等信号 = iso-intensity という用語を使っているサイトが見つかります。これではないかと思い、確認のために MRI isointensity signal で検索しますが、860件ヒットで明らかに少なすぎます。
4. サイトを見ているうちに「高〜等信号」という表現が多数あるのに気づきます。
   それを英語にした場合「high to ＊＊ signal intensity」ではないかと推理して、

MRI "high to * signal intensity"
   で検索します。
5. high to intermediate signal intensity というのが見つかります。
   MRI "intermediate signal intensity" で検索すると 3 万5000件ほどヒットします。
   どうやら探しあてたようです。
6. 念のために、MRI "intermediate to high signal intensity" で検索したところ7,800件です。等信号は intermediate signal intensity のようです。
7. ところが、isointense signal という表現がたまたま目に留まります。
   MRI "isointense signal" で9,250件もヒットがあります。
8. 有力候補が二つ出てきましたので、PubMed の出番です。
   PubMed の検索で、
   MRI "isointense signal" が105件
   MRI "intermediate signal" が389件
9. どうやら、どちらも使われるものの、intermediate signal の方が使われる回数が多いようです。
10. 両方が実際にどう使われているかをサイトを開いて確認します。用法が違う場合があるからです。

Google より PubMed や Google scholar の方がよくないか？

　ここでは、Google で用語の検索をしましたが、そういう医学用語を調べるのだったら、PubMed とか Google scholar で検索した方がいいんじゃないか？と思われる方がいらっしゃると思います。

　私の経験では、通常は Google をメインに使用して、医学の専門的ないいまわしなどで Google ではうまく調べられない場合だけ PubMed や Google scholar で調査を行うのが一番効率がいいように感じます。専門分野などによっても異なると思いますので、いろいろ試してみてください。

Googleでの検索方法のオプションについて

　ここではGoogleの特殊な検索方法として、「完全一致」と「ワイルドカード」の使い方だけを紹介しました。その他にもさまざまな検索の方法があります（「ある語が入っていないサイト」を検索する方法などもあります）。

　私もGoogle検索を使い始めた当初はいろいろと使っていたのですが、あまり使わないものは忘れていって、結局今は「完全一致」と「ワイルドカード」ぐらいしか使っていません。興味のある方は、 Google 検索方法 で調べてみてください。

7-4　英語辞書、翻訳のウェブサービスについて

辞書について

　特に初学者の場合、ちゃんとした医学辞書を持っておいた方がいいです。

　オンライン辞書も、出版社などが運営している内容が保証されているものならいいですが、以下で説明する英辞郎などは使い方に注意が必要で、初学者の場合は辞書の信頼性にいろいろ気を使うより最初から信頼できる普通の辞書を引いた方が効率的です。

　私が以前使っていたのはステッドマンのCD-ROM版でした。利便性を考えるとパソコンで使用できるCD-ROM版であることは必須です。

　自分の分野の専門辞書も持っている方がいいですが、最近はウェブ辞書に押されてか紙の辞書の更新が遅くなり、古い出版年度のものしかない専門辞書もありますので、出版時期を確認してから購入するようにしましょう。

英辞郎について

　辞書のオンラインサービスで、英辞郎（http://www.alc.co.jp/）というのがあります。

　アルクという英語関係のサービスをしている会社が運営しているウェブ辞書で、圧倒的な単語数をほこります。しかし、内容については誰も保証していな

いため、本当にその訳語でいいのか注意が必要ですし、実際によく変な訳語が入っています。そこを注意すれば便利ですので私も使っていますが、辞書というより翻訳の候補リストだと考えると有効に活用できるでしょう。

英辞郎の訳語の例をあげておきます。こういうことがよくあるので、特に初学者はお金をケチらずに、ステッドマンなど定評のある辞書を購入してください。

例）「大腸がん」で英辞郎を検索すると、以下の訳語がでてきますが、PubMedで確認すると医学論文ではほぼ使われない用語が入っているうえ、ならんでいる順番も、よく使われる順ではありません。

英辞郎の候補語	PubMed検索ヒット件数
bowel cancer	1662
cancer in the large intestine《医》	0
cancer of colon and rectum	1
carcinoma of the large intestine	171
colorectal cancer	67678
large bowel intestinal cancer	0
large bowel cancer	789
large intestine cancer	44

cancer in the large intestineなど、「大腸がん」という一つの言葉ではなく「大腸のがん」のニュアンスだと思うのですが、なぜか医学用語のマーク（《医》）がついているので、間違って使わないように注意が必要です。

上記のような検証をいちいちやるのは時間がもったいないですので、初めはしっかりした辞書を購入しましょう。逆に医学用語についてはほとんど理解しているベテラン研究者なら、英辞郎を使っても困ることはあまりないと思います。

Google などの自動翻訳について

Google などがウェブ上での無料の自動翻訳サービスを提供していますが、結論的には、現時点では自動翻訳の英訳結果そのものは論文の翻訳としては使いものになりません。では、ぜんぜん役に立たないかというとそんなこともなく、短い文章の英訳を思いつかないときに使うことができます。

自動翻訳例 1

疾患 Z の臨床的発症前 → before clinical onset of the disease Z

これなどこのまま使えますし、もう少し複雑な文章でも、自分ではいい訳文が思いつかないときに、思わぬヒントを教えてくれることがあります。また、単に辞書がわりとしても使うことができます。

ただし、自動翻訳の結果を修正して、英語論文として提出することはほぼ不可能です。

ためしに英語の文章を日本語に翻訳してみれば、すぐ分かります。日本語から英語に翻訳した場合も、だいたい同じレベルです。

自動翻訳例 2

The ratio of kinase X to growth factor Y is elevated in pregnant women before the clinical onset of disease Z, but its predictive value in women with suspected disease Z is unclear.

成長因子 Y へのキナーゼ X の比率は、疾患 Z の臨床的発症前に妊娠中の女性で上昇したが、疑われる疾患 Z と女性でその予測値は不明です。

前半は結構使えますが、後半はぜんぜんだめですね。後半の「疑われる疾患 Z と女性でその予測値は不明です」を頭をひねって意味がわかる日本語に書き換えるぐらいなら、最初から自分で翻訳した方が楽なはずです。

自動翻訳には各企業が膨大な研究費をかけていますので、いつか劇的に品質

が向上するかもしれませんが、現時点では、「短い文で翻訳のヒントを得る」という使い方が適切です。

> ## column 25
> ### パソコン操作はなんでも Google に聞いてみよう
> パソコンの操作で分からないことがあった場合、たいていのことは Google で検索すると方法が分かります。Word の操作についても、Word 自体のヘルプ機能よりも Google で検索した方がずっと早く、分かりやすい説明を見つけられる場合がほとんどです。
>
> 調べたい内容と、「方法」を組み合わせて検索すると説明が見つかります。例えば、文字カウントの方法を知りたい場合は、文字カウント　方法　Word などです。

> ## column 26
> ### 言語の相性について
> 日本語⇔英語の機械翻訳は意味を理解するというレベルですらあまり使い物になりませんが、自動翻訳には言語どうしの相性があって、例えば、中国語→英語の場合はウェブの自動翻訳でだいたい意味が分かります。
>
> 韓国語→日本語も、かなり読める翻訳が出てきます。
>
> ヨーロッパ言語どうしでも相性がいいものと悪いものがあり、英語⇔ドイツ語などはかなり自動翻訳が使えますが、うまく訳せない組み合わせもあります。

7-5　記録をとる

もしも、翻訳や英語で執筆するのにどの程度時間がかかるか、記録をとっておくと自分のペースがわかるので後で重宝します。エクセルを使うと簡単で

す。

　開始時間と終了時間を記録して、エクセルの数式でそのあいだの時間を計算します。セルの書式を時刻に設定して、単純に終了時間から開始時間を引けば計算できます。

　例えば翻訳の場合、すべて終わったときに時間を合計して、全体の単語数も記録すれば、自分の作業スピードがだいたい分かるので、どの程度の時間をとれば論文を一本翻訳できるのかが分かります。なお、時間を足し算すると24時間を超えたところで０に戻る（繰り上がる）事があるので注意が必要です。（実際に使っていると、合計時間が急に短くなるのですぐ気がつきますが）

7-6　実際の翻訳作業

　私が実際に翻訳するときにはどうしているか、ご参考までに説明させていただきます。おそらく、人によって作業のスタイルはいろいろで、どれが一番いいというのは無いと思うのですが、自分好みのスタイルを見つける参考になればさいわいです。

❶翻訳をはじめる前に、まず文字数を調べて、どのくらい時間がかかるか概算します。

　余談ですが、この本を執筆するときにも、文字数と所要時間の記録をとりましたが、何時間で本の体裁をとれるだけの文字数に達するかという見通しを立てるのに役立ちました。（ちなみにこの本の執筆には最終的に200時間程度かかる見込みで、取材費［参考図書代金や勉強会の参加費］は30万円程度でした。日本発の臨床医学論文の数は年間２万件弱ですので、奇跡的に売れても部数にある程度の上限はあるでしょう。上記に鑑み、もしこの本が気に入ったら、ぜひお知り合いに購入をすすめてください（笑）。

❷投稿論文の場合、投稿先を確認します。参考文献の記載方法などが異なるためです。文字数制限を大幅にオーバーしそうな場合は、あらかじめ著者にそのむね確認します。

❸可能な場合、参考文献として適切な論文を著者に聞いて、入手します。

❹日本語の原稿を読んで、知らない単語や言い回しをピックアップします。

❺❸で入手した英語の参考文献をざっと読んで、日本語原稿で見つけた知らない単語や言い回しに該当しそうな部分があれば、マーカーで印をつけておきます。

❻翻訳作業に入ります。頭から翻訳していくことが多いですが、Abstractが難しい場合は本文を読むと分かることがあるので、後回しにします。

❼実際の翻訳では、日本語原稿のWordファイル上で、日本語の前に英語を書き込んでいくことが多いです。英語と日本語が交互に書かれたファイルができあがることになります。新しい別のファイルに英訳していってもいいですし、そこは好みだと思いますが、私の場合はこのやり方のほうが、翻訳抜けを起こすことが少ないです。英文が長くなって見にくくなったら、適当に改行してパラグラフの途中に英語を入れます。

❽翻訳している途中で、難しい部分があればとばして楽なところからやったりします。

❾ある日の作業を終わるときには、次のパートに入ったところで終えるようにしています。具体的には、Methodsの翻訳が終わったときに時間がきても、そこで終わりにはせずに、Resultsを少し作業したところで終わります。これは人によって感じ方が違うと思うのですが、その方が続きを抵抗無くはじめられると他の翻訳者から聞いてはじめた方法です。

❿全体を翻訳し終わったら、英文校正に出す前に必ず一度は翻訳内容を確認します。これは翻訳の間違いや翻訳抜けがあったときに、追加で英文校正をお願いするのは手間だからです。逆に、英語として今ひとつ自信が無い場合でも、ネイティブなら意味はわかるだろう、と判断したら深追いはせずに英文校正を依頼してしまいます。

翻訳内容の確認は、翻訳が終了してから必ず一晩以上たって行います。翻訳内容の確認をした段階で日本語の部分を削除します。

時間があれば、英語だけで読んだときに読みやすいかどうかも確認して英

文校正を依頼します。
⓫英文校正を依頼する際、かならず提出先のジャーナルを英文校正会社に連絡します。また、可能ならば参考文献をつけます。
⓬英文校正が帰ってきたら、コメントが何か無いか確認します。
⓭英文校正済みの原稿は、私がお願いしている英文校正会社の場合、Wordの変更履歴の記録入りのファイルで納品されます。その変更履歴の記録が見えないように（つまり変更が反映された状態に）して全体をプリントアウトして、日本語原稿もプリントアウトしたものと比較して、翻訳に間違いが無いか確認します。特に長い文章では必ずプリントアウトします。
私は、パソコンの画面上で内容確認をすると間違いを見落とすことが多いです。

> ＊チェックしている行に定規をあてると目線が泳がないので楽にチェックできます。定規より持ちやすいのでメモ用紙の端を折ったものもおすすめです。

> ＊校正記号について：
> 紙のうえで訂正する時には校正記号を使って記入します。校正記号で検索するとどんなものがあるかでてきます。自分が分かればどんなやり方でもいいようなものですが、標準的な校正記号は長年使われてきただけあって、見間違いなどがないように合理的にできています。
> なんとなくプロっぽいですし、また、本を書いたりする場合も校正記号が分かっていると出版社とのやりとりがスムーズですので、知らなかったらこの際覚えておいて損はありません。（学校で国語の時間に教えてくれるといいのですが、文部科学省ではあまり使わないのかもしれませんね。）

⓮紙の原稿に書いた訂正を電子ファイルに入力し、再度プリントアウトします。
今度のプリントアウトでは、まず訂正部分がきちんと入力されているかチェックします。このときに、チェックが済んだら訂正原稿に赤ボールペ

ンでチェックマークを入れると見落としがないです。
⓯ 入力がちゃんとできていたら、今度は、英語だけで論文を読んでちゃんと書けているかチェックします。
⓰ ファイルを別名で保存して、変更履歴をすべて反映させて翻訳終了です。著者に納品して私の作業は終わりになります。
（これも好みですが、私は大事なメールはすべて自分宛に BCC を入れています。原稿を添付し忘れたときなどに気が付きやすいからです。）

7-7　Word の便利な機能

　ほとんどの場合で論文の作成には Word を使うと思いますが、基本的な操作方法を知らずに損をしている方をしばしば見かけます。もし不便に感じている操作があり、身近に Word に詳しい人がいるなら、ぜひ一度、いつもこれで困っているのだけど何とかならないか、と相談することをおすすめします。「こんなことができたらいいのに」と思うことは、Word の機能にすでに入っている場合がとても多いです。

　ごく基本的なことながら、知らずにいると非常に損な以下の操作方法を説明します。
・できるだけショートカットキーを使用する
・書式のコピーを利用する
・F10での全角半角の切り替え
・日本語入力と英語入力の切り替え
・「変更履歴」機能の基礎
・文字カウント機能について

できるだけショートカットキーを使用する

　例えば、ファイルを上書きする場合、メニューから「ファイル→上書き保存」と選択するのではなく、「コントロールキー（Ctrl）＋ s」を押して上書き

するようにします。コントロールキーは多くのキーボードで左下と右下にある Ctrl と書いてあるキーです。(Mac の場合は Command キーです。)

最低限知っておきたいショートカットキーは次のとおりです。

いずれも Ctrl →文字キーの順で両方のキーを押すことで動作します。

機能	キー1（カッコ内は Mac）	キー2
コピー	Ctrl (Command)	c
ペースト	Ctrl (Command)	v
カット	Ctrl (Command)	x
取り消し （直前の操作の取り消し）	Ctrl (Command)	z
繰り返し （直前の操作の繰り返し）	Ctrl (Command)	y
上書き保存	Ctrl (Command)	s
書式コピー*別途解説します。	Ctrl (Command) + Shift	c
書式ペースト	Ctrl (Command) + Shift	v

＊この中で、繰り返しの機能は非常に便利です。

例えば、参考文献番号を一度にすべて上付き（Iida et al.[2] など）に変更していく場合など、まずひとつ上付きに書式変換したら、次に上付きにしたい数字をマウスで選択して、もう一方の手で、「Ctrl（Mac は Command）＋ y」を押して、上記の繰り返し機能を使います。

他の方法（「数字を選択→メニューで上付きのボタンを選択」や「数字を選択→右クリック→フォントを選択→上付きを選択」など）よりだいぶん楽だと思います。

＊ Word　ショートカット などで検索すると、その他にもたくさんのショートカットが出てきますので、便利そうなものは一覧にして、覚えるまで貼り出すといいでしょう。

ショートカットキーについて今まで知らなかった方は、だまされたと思っていくつか使ってみてください。単純な話ですが、キーボードで文章を打っているときに上書き保存する場合、「マウスに手を伸ばす→メニューの［ファイル］を選択→さらに［上書き保存］をクリック」という操作をするより、「小指を伸ばして Ctrl を押しながら人差し指で s を押す」操作の方がうんと早いです。そして、スピードが速いこと以上に、余分な動作をしなくていい分、思考を中断せず操作できます。マウス操作には、「マウスとカーソルはいつも同じ場所には無いので、その都度それらの位置を探さなければならない」「マウスを持つと、つい気が散って後ろに見えているメールをチェックしたり、ブラウザからネットを見てしまったりする」など、いくつかの不利な点があります。
　そういうちょっとしたことの積み重ねは馬鹿になりません。

　例えば 3 ステップある操作を早くしたいというときには、どれだけ早く 1、2、3、とこなすか考えたり練習するより、1→3 と 2 を飛ばしてしまう方法を探す方が効率的です。手術など手技を行う先生方は、いつもそういう工夫を探されていると思いますが、PC 操作も同様です。

> ＊ご参考：さらにすすんで、レイアウト作成などを仕事にしているプロフェッショナルは、可能な限りキーボード上ですべての操作を完結しようとします。上記のとおり、マウスに手をのばすと時間のロスになるからです。そこまで行くには、覚えなければならない操作がたくさんあるため、論文を書くためだけにそのレベルを目指して挑戦する必要はありませんが、原則はそうなんだな、というのは覚えておいていいでしょう。

書式のコピーを利用する

　Word ではハケのマーク（ ）で表されている書式のコピーですが、何かと便利です。「ホーム」というタブを選択すると、表示される場合が多いと思います。二つの部分で書式をそろえたいときに使うことができます。
　使用方法は大きく次の二つです。

A．一文字レベルで書式をコピーする。
　例えば、英単語のフォントを他の部分と合わせたいときなどに使います。
　Blood **pressure** と記載されているときに、pressure のフォントを Blood と一緒にしたい場合、
　Blood の一部を選択（Bl**oo**d）→ 🖌 をクリック→ **pressure** を選択する、
　という操作で、**pressure** が pressure に変わります。

B．段落レベルの書式をコピーする。
　例えば、行間の広さをそろえたい場合やタブの幅をそろえたい場合に使います。
　使用例として、二段落目の行間を一段落目と同じにしたい場合の操作は次のとおりです。

例文

一段落目：論文を作成する際は、まずどのような情報が新しく提示されているか、明解に示されていることが重要です。

二段落目：そのうえで、文章として美しく、読者が読むことに快感を覚えるようなものが書ければ、さらにすばらしいでしょう。

---

①一段落目のどこかにカーソルを置き（その時に、一文字レベルの書式コピーと違い、文字を選択しないこと）🖌 をクリック。
②二段落目のどこかに 🖌 を持って行って、クリックする。（このときも文字を選択しないこと）

①、②の操作で、行間の調整の仕方を知らなくても、以下のように書式を変更できます。

> 一段落目:論文を作成する際は、まずどのような情報が新しく提示されているか、明解に示されていることが重要です。
> 二段落目:そのうえで、文章として美しく、読者が読むことに快感を覚えるようなものが書ければ、さらにすばらしいでしょう。

　書式のコピーは例にあげた以外にも、見出しの設定などいろいろ応用がききます。
　要するに、「他の部分と書き方を合わせたいけど、どうやったら同じことができるか分からない場合」や「やり方は知っているけど手順が多くて面倒くさい場合」すべてで、効率化できる方法です。ショートカットもありますので、一覧に記載しています。

F10で全角、半角を変換する（Windows のみ）

　全角で入力して、確定する前（まだ下にアンダーラインが出ているとき）にF10を押すと、半角文字に切り替わります。アルファベットと日本語の入力を切り替え忘れて打ち込んでしまったときに、作業がムダにならずにすみます。
　例えば、うっかり日本語入力のまま blood と入力すると、「bろおd」となってしまいますが、下の点線が消える前にF10を押せば、blood に変換できます。
＊ちなみに、F7で同様にひらがなとカタカナが変換できます。
＊PC の設定によってはF10での変換ができない場合があります。
　詳しくは F10 全角半角　変換できない で検索して調べてください。

日本語と英語のきりかえ（Windows のみ）

　「半角/全角キー」で、日本語入力と英語入力を切り替えられます。

「変更履歴」機能の基礎

　Word の、変更履歴に関係している機能は一通り試して、どのような機能が存在するか理解しておく価値があります。詳しくは Word 変更履歴 で検索して

7 翻訳者のテクニック集

ください。

　この機能も、Word のバージョンによってかなり使い勝手が違います。「校閲」タブの下にある機能です。

　基本操作は以下の通りです。

A．「変更履歴の記録」をオンにすると、訂正された部分の記録がはじまる。

　　例：下記は変更表示の例です。変更された箇所があると、一番左に縦線がでます。なお、変更部分の表示方法は2種類あり、非表示にもできます。

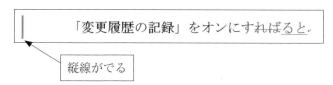

B．変更履歴の表示方法は変更可能

　　変更履歴の表示の仕方はさまざまに切り替えられます。

表示方法1：

「変更履歴の記録」をオンにすればると。

表示方法2：

「変更履歴の記録」をオンにすると　　　　　　　　　　　削除：れば

C．変更履歴の反映は、「承諾」ボタンを押す。

　　変更履歴の反映というのは、要するに最終的な記載を確定して、途中の作業の記録を消してしまうということです。

　　変更してある場所にカーソルを置いて「承諾」ボタンを押す。または、右クリックすると「削除を反映」「挿入を反映」などが出てくるので、そこをクリックすることで反映できます。

一番いいのは、詳しい人に一通り使い方を聞くことです。文章で見ると面倒ですが、教えてもらえばさほどややこしい操作はありません。

文字カウント機能について

　文章の文字数や単語数を数えることができます。

　メニューから文字カウントを選択すると、次のような画面が表示されます。

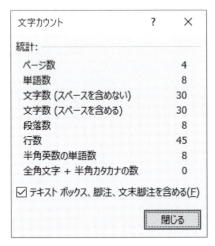

　これで単語数と文字数を見ることができます。
・範囲を選択した状態で文字カウントを行うと、選択した範囲の単語数、文字数が表示されるので、注意してください。Abstract だけの文字数を見る場合などはこの方法を使います。
・文字カウントのメニューのある場所は Word のバージョンによってかなり違います。校閲タブにあることが多いですが、どこにあるか分からない場合は、文字カウント　Word2013（2013のところは自分の Word のバージョンを入れる）のキーワードでウェブ検索して調べてください。
・文字数でスペースを含めない、とスペースを含めるの2種類がありますが、通常近い数字が出てきますので、違いは気にしなくていいです。
・一番下の「全角文字＋半角カタカナ」の数で、全角文字（日本語フォント）

が残っているかどうかも確認できます。英文のファイルならゼロの方がいいですが、5以下ぐらいになっていればOKです。

便利機能の調べ方

さらにいろいろな技術を知りたい方は、論文　Word　便利機能で検索すると、いろいろな技がでてきます。Word　便利機能とすれば検索結果はさらに増えますが、ここまで広げると論文執筆には関係ない技術も多くなります。

またWordやエクセルの使い方については、一度はマニュアル本を購入して最初から最後まで目を通すことをおすすめします。

ソフトウェアの場合、一つの機能を知ることで劇的に効率がよくなることがあり、また入門用のマニュアル本に目を通すだけなら1～2時間でできることですので、十分に元がとれます。今まで一度もそうしたことをやっていないのでしたら、入門書でいいと思いますので、見やすそうなものを一冊読めば必ず役に立つでしょう。

column 27

Wordについての雑感

余談ですが、率直に言って、Wordはバージョンアップするたびに使いにくくなっていくと感じていました。以前親しんでいた機能が新しいバージョンではどこにあるか分からず探し回った、という経験は多くの人が持っているでしょう。

よくこんなひどいことができるなあ、と思っていましたが、今回この本を書くにあたり改めてマニュアルを読んでみたところ、ちゃんと学べばそれほど使いにくいソフトウェアでもないことが分かりました（とはいえ、直感的に使えるものではありませんが）。古くからWordを使っていると、バージョンアップで使い方がわからなくなり、いやになったという方が多いと思うのですが、Word帝国が崩壊するまで付き合わざるを得ませんので、頑張って一度マニュアルを読むことをおすすめします。

❽ おすすめする参考図書

　医学英語論文の書き方に関する本はどのくらいあるかご存知でしょうか？これが意外と多く、今回この本を書くために収集した日本語の本だけでも30冊近くあります。さらに、医学に限定せずに科学英語論文の書き方に範囲を広げると、もっとたくさん見つけることができます。また、英語論文に限らず、単に論文の書き方という本もたくさんあります。

　すべての本はそれぞれ得意分野がありますし、読む人が「これはすばらしい」「参考になった」と思うポイントも違いますので、数冊程度の参考図書に、斜め読みでも目を通すことをおすすめします。

　私にはこれは英語で書いてある部分が多くて難しいなあと思う本を、英語があまり得意でない先生がすごく参考になった、とおっしゃる場合もありますし、全体としてはちょっとおすすめできない内容の本でも、その本の一文に感銘をうけて論文に対する考え方が変わったとおっしゃる先生が実際にいらっしゃったりします。めぐりあった本にはとりあえず目を通してみるのがいいと思います。

　また、大学の図書館や、研究室の書庫などには、可能な限りさまざまな参考書をそろえておいて、気軽に目を通せる環境を整備できればメリットが大きいでしょう。入手可能なものをすべて買っても10〜20万円程度と思いますので、それで日本発の英語医学論文の質が多少なりともアップするなら安いものです。

　私から見て初学者に特におすすめの参考図書を以下に紹介しておきます。

8　おすすめする参考図書

● マストバイの参考書

「国際誌にアクセプトされる医学論文　Daniel W. Byme　メディカル・サイエンス・インターナショナル」
- 全体をもれなく分かりやすく解説してあり、翻訳も非常にこなれています。
- 論文で使われる用語などの解説も適切で、これから論文を読んでいく学生の方にも適した、最初に読むべき一冊と言えます。
- 特に、二重盲検で研究を行う分野の先生は必携です。外科など、二重盲検試験をあまり行わない分野の先生には、あまり関係ないなあ、という記載があるかもしれませんが、後半の文章の書き方など誰にとっても非常に参考になります。そこだけでも読む価値があります。
- おしなべて、翻訳書は、原著はきっと名文なのだろうけど翻訳が残念、ということが多いのですが、この本は日本語としても違和感がありません。
- なんといっても読みやすく、広く論文作成全体に関して解説されていますので、最初の一冊に最適です。ちょっと値段は高めですが、マストバイです。

「トップジャーナルにアクセプトされる医学論文—執筆と投稿のキーポイント　高橋弘　メディカルレビュー社」
- 論文作成の全体が偏りなく説明されており、「国際誌にアクセプトされる医学論文」と本書を読めば、論文作成に関する一通りのことは理解できるはずです。
- 投稿原稿のミスを防ぐためのチェックリストが掲載されており、非常に有用です。
- トップジャーナル5誌の編集長に聞く、という章があり、ここだけのためでも購入する価値があるでしょう。Nature Medicine、The Lancet、The New England Journal of Medicine、Annals of Internal Medicine、Gastroenterologyの編集長が寄稿しています。

「歯科診療に基づく研究・英語論文執筆ガイド―世界へ向けてエビデンスを発信　角舘直樹　医歯薬出版」

- 歯科医師に限らず、臨床に根ざした医学論文を書く方ならマストバイの一冊です。
- 日々の診療から問題意識を持つ→研究する→論文を書く→日々の診療を改善していく、という自然な流れをわかりやすく説明している数少ない本です。この本を読むと研究して論文が書きたくなります。
  分野の違う先生も、この本にでている臨床研究の方法論と、自分たちの専門分野の状況を比較検討することで、多くのことが得られるはずです。
- 著者の体温が伝わってくる本です。研究に疲れた方も、原点を思い出してモチベーションを取り戻せるかもしれません。
- 変わったところでは、一般医院の先生が患者さんへの治療で研究を行う場合の、倫理委員会への対応方法の記載があります。大学等に所属している先生は問題ないと思いますが、一般医院の先生などどうしたらいいか分からない場合が多いと思いますので、貴重な情報です。
- 各章の最後に推薦図書がありますが、このリストも質が高いです。
- 第2章以降に実際の論文の書き方があり、とても実践的な内容です。

「私の論文が『NEJM』に載ったときの話　南江堂」

- NEJM日本語版を取り扱っている南江堂が無料配布（2016年現在）している小冊子です。私の論文が『NEJM』に載ったときの話で検索、ダウンロードしてください。
- 臨床系最高峰のジャーナルにアクセプトされるまでの体験談であり、非常に貴重な情報です。無料ですが、私が医学者なら3,000円でも買うと思います。
- 著者の先生方の体験談で、3分の1は不要な表現と削除された、とか、発表した論文によって国内外の教科書が変わっていくのを見るのが大きな喜びだった、とか、自分の大切な人の治療のために直接問い合わせてきた読者があった、など経験者ならではの逸話が多数あります。

8　おすすめする参考図書

- 試験計画の立案や統計解析の重要性についても参考になります。
- 最後に NEJM の投稿規定の日本語訳が入っています。

「ライフサイエンス論文作成のための英文法　河本 健　羊土社」
- 英文法に自信が無いという方には、この本が一押しです。
- 生命科学分野の大規模な論文データベースを解析した結果から、頻出する単語や用例を用いていますので、通常の英文法テキストと違い身近な例文が多いです。
  バイオテクノロジー関連など医学とは少し分野違いの用例や用語もありますが、それでも他の英文法のテキストに比べればそのまま使える表現が圧倒的に多いはずです。
  エビデンスベースの英文法テキストと言えるでしょう。
- レイアウトも見やすく、よくできています。
- パラパラとめくってみて、だいたいの表現に違和感がなければ、自分は論文に使う英語表現がほぼ分かっているんだなあ、と考えていいです。知らない言い回しが多いようなら、日々の実務での論文読みに加えて、本書を読み進めていけば論文英語でどのような表現が使われ、どういう書き方をするのか理解することができます。
- ライフサイエンス辞書プロジェクトからのスピンアウト本の一冊です。このプロジェクトについては ライフサイエンス辞書プロジェクト で検索してください。すばらしいプロジェクトだと思います。2015年はデータベース科研費が取れなかったとのことですが、ぜひ頑張って欲しいものです。
- あえて注文するなら、同プロジェクトからの派生本が多数でており、相互の関連が分かりにくいです。それぞれそれなりに高価なので、どれから買い進めればいいか迷います。全体の地図をしめす解説本かサイトがあったらいいのに、と思います。

「『医学英語論文』わかりません！！　石野裕三子＋秋田カオリ　東京図書」
- このタイトルではよくわからないのですが、医学論文の読み方についての本です。
- 論文を見つける→論文を読む→研究テーマを見つけるという流れについても解説しており、早いうちに知っておくと役立つ考え方が書かれています。
- 最初の方に「アウトプット指向型シントピックリーディング」など変わった用語がでてきて若干ひるみますが、深く考えずに読み進めて大丈夫です。
- 論文はこういう風に読まれる、ということを知れば、どう書けば読みやすいというのが分かってくるでしょう。

「英語のバカヤロー！『英語の壁』に挑んだ12人の日本人　古谷裕子　アース・スター エンターテイメント」
- 12名の著名な方が英語にどう取り組んだかの体験談です。論文どうこうの前にまず読むべき一冊かと思います。
どの程度の英語力を目指すのかを考える上で大きなヒントになります。軽い読み物ですが、自分はどうするか考えさせられますし、はじめて聞く情報も多いでしょう。
- 理系の方では、養老孟司、中村修二、本川達雄、松沢哲郎、古川聡、福島孝徳（脳神経外科）（敬称略）のお話が入っています。
- すぐれた内容の書籍と思いますが、タイトルが普及の障害になっていると思います。いい論文が、インパクトファクターの低いジャーナルに掲載されているのを見ているような気分になります。

「文章力の基本　阿部 紘久　日本実業出版社」
- なぜかAmazonのレビュー平均が低いですが、名著です。ぜひ買ってください。
- 日本語の書き方の本ですが、そのまま論文の書き方にも通じる部分が多いです。

8　おすすめする参考図書

意味がわからない日本語で書かれた論文の指導に苦しんだことのある先生方なら、本の帯に書いてある「一度にたくさん運ぼうとしない」「読み手に頭をつかわせない」「いきなり核心に入る」などのポイントに共感するところがあると思います。

- 一番最初に出てくるテクニックが「短く言い切る勇気を持つ」ということなのですが、翻訳会社で働きはじめ、ネイティブ翻訳者の翻訳を見て最初に感じたことは、彼らは結論などを言い切ってしまう、ということでした。例えば、原著者が、「何々と思われる」と書いていれば、翻訳された英文は「何々である」となっていることがほとんどです。

論文ではその研究の範囲ではこうなった、と「言い切る」ものなのだな、というのを強く感じたことを覚えています。

- 論文と関係ない部分もありますのでそこはとばしてもいいですが、日本語の書き方も研究者であればついて回りますので、全体を読む価値がある本です。

「できる研究者の論文生産術　ポール・J・シルヴィア　講談社」

- 著者は心理学者で、医学論文に特化した内容では無いですが、論文を書くための実践的な手順が網羅的に説明されていて、非常に参考になります。
- 論文は一気に書くよりも、時間を決めてその時間には必ず書くようにするのがよい、などこの本の製作でも参考にさせていただきました。

「AMA Manual of Style: A Guide for Authors and Editors (American Medical Association Manual of Style)」

- 図書館には必ず一冊あって欲しい本です。
- 百科事典的に使えます。論文のスタイルに関することはおよそ何でも載っています。
- なにしろ分厚いので、本棚のスペースに余裕がある人以外は個人で持つには不向きです。もし図書館になければ入れてもらいましょう。

- 印刷での出版は2007年の第10版で終了し、ウェブ版に移行しているようなのですが、実際のところ、ウェブ版では日本人が有効利用するのは難しいと思います。紙版が流通しているうちに入手しておく方がいいでしょう。
- 英語版と翻訳版がありますが、翻訳版はあまり流通していないようです。図書館・研究室などで持つなら、どちらかと言えば英語版をおすすめします。
- AMAのスタイルであり、どのジャーナルでも使える万能のものではありません。

他のスタイルを採用しているジャーナルもありますが、どのようなことに気を付けるべきかを包括的に理解するのに有用な書籍です。

◉ 文例の参考に使える本

「整形外科 英語論文執筆サポーター 三原研一 メジカルビュー社」
- 書名どおりで、整形外科の文例が多数載っています。
- 本書の執筆時点ではAmazonでは中古しかありませんが、出版社のサイトから購入可能なようです。

「ライフサイエンス論文を書くための英作文＆用例500 河本健、大武博 羊土社」
- ライフサイエンスプロジェクトからの派生本の一つです。
- 単語ごとに文例が出ていますので、今書いている論文で使える文例を探すというより、全般的な学習に役立つ内容かもしれません。
- この本に出ている文例を使いこなせれば、ほとんどの論文は書けると思います。

それほど大量の文例が出ているわけではありません。この程度の数でいいと思えば、気が軽くなるのではないでしょうか。

◉ 特色のある本

他の書籍にはない独自の情報が多い本を以下にあげます。

「百戦錬磨のインターベンション医が教える国際学会発表・英語論文作成 成功の秘訣　村松 俊哉　南江堂」
- 「歯科診療に基づく研究・英語論文執筆ガイド」と同じような、著者の経験が伝わってくるタイプの本です。
- タイトル通りの内容です。体験談が多数記載されており、実際に作業するうえで、ヒントになる点が多々あると思います。

「雑誌編集長が欲しがる！！　医学論文の書き方　浅井隆　アトムス」
- 医学論文の書き方について包括的に記載されており、知っておくべきことがひととおり書かれています。医学論文全体に関する教科書として使える内容です。
- 英語での書き方についての言及はあまりありません。
- ページ数は多いですが読みやすく、ぜひ一度目を通してほしい本です。

「なぜあなたは論文が書けないのか？　佐藤雅昭　メディカルレビュー社」
- 医学論文を書く上で、見落としがちなポイントとその対策が分かりやすく記載されています。
- 初心者のうちに読んでもいい内容ですが、少し論文作成の経験を積んだ後に見返すと、自分の論文の改善点が見つかるでしょう。

「論文のレトリック―医学研究発表の Tips & Pitfalls　広谷速人　南江堂」
- 同じ名前の本（論文のレトリック　沢田昭夫）がありますので、間違えないよう注意してください。
- 今すぐ論文を書く参考にするというより、ベテラン研究者の豊富な体験談を聞くといったおもむきの本です。情報量があります。
- 特に論文作成を指導する立場の方は、ぜひ一度手にとって欲しい内容です。

「アクセプトされる英語医学論文作成術—最新の臨床研究から学ぼう！　田村房子　中山書店」
- 最新の英語表現はどうなっているか、今の旬が分かる本です。
- 英語論文を活発に発表されている先生なら、なるほど確かに最近はそうなってきているなあ、と思う部分が多々あるはずです。

「国際誌エディターが教えるアクセプトされる論文の書きかた　上出洋介　丸善出版」
- 医学限定ではなく、一般的な科学誌に関する話ですが、エディターが書いている本ということで、独自の視点があります。
- 変な査読者にあたったときは、エディターにその旨知らせて、査読者を変えてもらえばいいなど、初めて知りました。特に第6章の「レフェリーコメントへの具体的対処」にエディターならではの視点が多く盛り込まれています。
- 論文の採否を決めるのは、あくまでエディターであり査読者ではない、ということです。
- 論文提出後、査読者コメントをもらった時点で読むと役立つでしょう。

「日本人英語の弱点を克服する　医学英語論文の賢い書き方—Joy of Medical Writing　Masao Okazaki　メジカルビュー社」
- IntroductionとDiscussionの書き方が詳しく解説してあります。
- 出版社のサイトで入手可能です。

「学術書を書く　鈴木哲也　高瀬桃子　京都大学学術出版会」
- 論文ではなく学術書の書き方ですが、Review Article（総説）を書く場合に役立つ内容が入っています。
- 同じ第4章の「気弱な記述」を避ける、というセクションを読んで、本書の書き方を全面的に見直しました。本を書くなら購入の価値があります。

8　おすすめする参考図書

◉ 総合的な内容の本の追加

　マストバイの最初の二冊で、医学論文の書き方の総合的な本を挙げましたが、同じ系統の総合的な本を追加で二冊ご紹介します。この四冊のうちどれがいいかは、好みの問題かと思います。

「トム・ラングの医学論文『執筆・出版・発表』実践ガイド　Thomas A. Lang　シナジー」
- 分厚い本です。詳しく知りたい部分がある時に、辞書的に使用するといいでしょう。
- 論文中で使用する画像に関する説明がたいへん詳しいです。画像を多用する分野の先生はぜひご購入ください。
- 特に第3章の効率的な書き方で、書くプロセスを「計画、草稿作成、修正、推敲」に分けて説明している部分は参考になります。また、第8章の研究と出版の倫理なども詳しいです。
- 情報量から考えるとずいぶん安い本です。

「EBM医学英語論文の書き方・発表の仕方　ウォーレン・S.ブラウナー　医学書院」
- 2001年刊行とちょっと古いので現在の状況に当てはまらない部分もありますが、論文作成の全体が包括的に解説してあります。
- 各章に何を書いているかが章のタイトルからは分かりにくく、全体像が見通しにくい印象を受けます。最初の1冊としての購入よりも、予備知識を持った後で2冊目以降に購入した方がいいでしょう。

「これはちょっと」な一冊
「速習！　医療系のための英語論文作成術　ティム アルバート　東京図書」
　どんな本でも、一点でも参考になる点があれば数千円の元はとれると思いますので、内容についての批判は差し控えたいのですが、この本は、タイトルと内

159

容が合致していないので、それだけ指摘させていただきます。この本は医療系の文章全般の書き方についての本で論文に関する内容はわずかしかありません。

　英語の文章の書き方の本としては、参考になる部分もありますが、お金の無い医学生が英語論文作成術を速習するつもりで購入すれば100％がっかりしますので、ご注意ください。論文でこれだけタイトルと内容が解離していたら、100％リジェクトされると思います。

最後に

　へんなヤツと思われるかもしれませんが、「きた時よりも美しく」という言葉が好きです。もともと掃除の標語なのでしょうが、自分が生まれるまえより、世間を多少なりともよくして行けたらいいなあ、と漠然と考えています。

　医師が論文を書けば、多くの場合、苦しんでいる人が減るでしょう。この本が、より多くの知見がより理解しやすい文章で発表されるための、多少の助けとなることを祈っています。

　また、論文の文章にも美しいものとそうでないものが、厳然としてあります。
　この本を読んだだけで、海外の美人またはイケメンドクターがほれぼれするほどスマートな文章を書けるようになるのは無理かもしれませんが、少なくとも、クリアな人だ、とか真摯な人に違いない、と思わせられる論文を書く手助けになることを期待しています。

　ピーター・ドラッカーは、「知力、想像力、知識と、成果をあげることとの間には、ほとんど関係がない。頭のよさが成果に結びつくのは体系的な作業を通じてのみである。」(経営者の条件)と言っています。
　本書が、体系的な作業を考えるヒントになり、みなさんの成果に結びつけば幸いです。

謝辞

　まず初めに、信州大学医学部の加藤博之教授と高橋淳先生に、2011年に論文英訳に関する講演の機会を与えてくださったことに深く感謝します。この講演をしていなければ、本書をまとめることは無かったでしょう。

　田村房子先生には翻訳の考え方や技術、何よりも仕事に対する姿勢を教えていただきました。翻訳者としてのレベルを田村先生と比べれば今でも大きな差がありますが、それでかえって初学者が分からないところに気づくこともあるかと思い、本書を上梓させていただきました。

　翻訳会社のアスカコーポレーションでは多くの方に学ばせていただき、その内容は本書に反映されています。在職時に顧問をされていた石田匠先生にご教授いただいた内容を本書に収録しています。早川威士氏には、最新の情報をアドバイスしていただきました。

　卓絶した武道／体技である新体道の諸先生方には、技術の教え方について多数の示唆をいただきました。特に、伊東不学先生には、教授法はもとより、七十歳を超えられても常に研究を怠らない姿勢や、世界中で日本文化を発信しつづける熱意を含め、多くの刺激をいただきました。

　医学論文と内容が離れるため本文では紹介しませんでしたが、研究と科学の進歩に関して、マイケル・ポランニー（ポラニー）の著作から多くを学びました。彼の哲学を知らなければ、論文翻訳という地道な作業を続けることはなかったでしょう。彼の考えを分かりやすく紹介する本が少ないのは残念です。

　金芳堂の澤田様には最後まで根気強くお付き合いいただき、また無理をきいていただき、ありがとうございました。

　最後に、両親と、執筆期間に渡り色々と我慢し助けてくれた妻と小さい2人の娘に感謝したいと思います。応援してくれてありがとう。

著者紹介

飯田　宗一郎（いいだ　そういちろう）

福岡県北九州市出身、1990年京都大学農学部卒。
医学専門の翻訳会社に5年間勤務。医学論文の翻訳および英文校正の品質管理に携わる。
その後、フリーランスとして医学論文、査読コメントなどの日→英翻訳を行う。現在は医療機器メーカーに勤務。
多数の論文やアブストラクトを翻訳し、約100報が英文誌や学会の抄録などに掲載されている。
依頼があれば英語論文に関する講演や、論文作成の指導を行うこともある。

知らなければ損をする！　翻訳者がガッチリ教える！
英語医学論文の書き方がわかる本

2016年10月20日　第1版第1刷　ⓒ
2018年5月25日　第1版第2刷

著　者	飯田宗一郎　IIDA, Soichiro	
発行者	宇山閑文	
発行所	株式会社　金芳堂	

　　　　〒606-8425　京都市左京区鹿ヶ谷西寺ノ前町34番地
　　　　振替　01030-1-15605
　　　　電話　075-751-1111（代）
　　　　http://www.kinpodo-pub.co.jp/

印　刷　　亜細亜印刷　株式会社
製　本　　有限会社　清水製本所

落丁・乱丁本は直接小社へお送りください．お取替え致します．

Printed in Japan
ISBN978-4-7653-1689-7

JCOPY ＜（社）出版者著作権管理機構　委託出版物＞
本書の無断複写は著作権法上での例外を除き禁じられています．複写される場合は，そのつど事前に，（社）出版者著作権管理機構（電話 03-3513-6969，FAX 03-3513-6979，e-mail : info@jcopy.or.jp）の許諾を得てください．

●本書のコピー，スキャン，デジタル化等の無断複製は著作権法上での例外を除き禁じられています．本書を代行業者等の第三者に依頼してスキャンやデジタル化することは，たとえ個人や家庭内の利用でも著作権法違反です．